Panikfokussierte Psychodynamische Psychotherapie

Praxis der psychodynamischen Psychotherapie – analytische und tiefenpsychologisch fundierte Psychotherapie

Band 3

Panikfokussierte Psychodynamische Psychotherapie

von Dr. Claudia Subic-Wrana, Prof. Dr. Barbara Milrod und Prof. Dr. Manfred Beutel

---

Herausgeber der Reihe:

Prof. Dr. Manfred Beutel, Prof. Dr. Stephan Doering, Prof. Dr. Falk Leichsenring und Prof. Dr. Günter Reich

Panikfokussierte Psychodynamische Psychotherapie

von Claudia Subic-Wrana,
Barbara Milrod und Manfred E. Beutel

HOGREFE
GÖTTINGEN · BERN · WIEN · PARIS · OXFORD · PRAG · TORONTO
CAMBRIDGE, MA · AMSTERDAM · KOPENHAGEN · STOCKHOLM

Dr. Claudia Subic-Wrana, geb. 1956. Psychologische Psychotherapeutin, Psychoanalytikerin. Seit 2005 Leitende Psychotherapeutin der psychotherapeutisch-psychosomatischen Akutstation der Klinik und Poliklinik für Psychosomatische Medizin und Psychotherapie der Universitätsmedizin der Johannes Gutenberg-Universität Mainz.

Barbara Milrod, M.D., geb. 1958. Professorin für Psychiatrie, Fachärztin für Psychiatrie und Psychoanalytikerin. Seit 1996 tätig am Weill Medical College of Cornell, New York.

Prof. Dr. Manfred E. Beutel, geb. 1955. Facharzt für Psychosomatische Medizin und Psychotherapie, Psychoanalytiker. Seit 2004 Direktor der Klinik und Poliklinik für Psychosomatische Medizin und Psychotherapie der Universitätsmedizin der Johannes Gutenberg-Universität Mainz.

Bibliografische Information der Deutschen Nationalbibliothek

Die Deutsche Nationalbibliothek verzeichnet diese Publikation in der Deutschen Nationalbibliografie; detaillierte bibliografische Daten sind im Internet über http://dnb.d-nb.de abrufbar.

Göttingen · Bern · Wien · Paris · Oxford · Prag · Toronto
Cambridge, MA · Amsterdam · Kopenhagen · Stockholm
Merkelstraße 3, 37085 Göttingen

http://www.hogrefe.de
Aktuelle Informationen · Weitere Titel zum Thema · Ergänzende Materialien

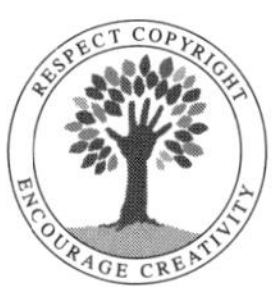

Satz: ARThür Grafik-Design & Kunst, Weimar
Druck: Druckerei Hubert & Co., Göttingen
Printed in Germany
Auf säurefreiem Papier gedruckt

ISBN 978-3-8017-2308-8

Inhaltsverzeichnis

Einleitung

Für Psychotherapeuten mit psychoanalytischem Verständnishintergrund mag ein Behandlungsmanual, dessen Titel bereits die behandlungstechnische Empfehlung der Symptomzentrierung enthält, befremdlich wirken – gehört doch das Wissen, dass ähnliche Symptome mit unterschiedlichen psychodynamischen Konfliktkonstellationen verbunden sein können, zu den Grundlagen psychoanalytischer Krankheitslehre. Warum also ein Titel, der mehr die Symptom- als die Konfliktzentrierung herausstellt, obwohl im Text – wie der Leser feststellen wird – der ausführlichen Darstellung von typischen, mit der Panikstörung verbundenen psychodynamischen Konflikten viel Raum gegeben wird?

Schon Freud hat mit seinem auf die Angst und deren phobischer Vermeidung bezogenen Bonmot, „denn schließlich kann niemand in absentia oder in effigie erschlagen werden“ (Freud, 1912, S. 374), diese Frage schlüssig beantwortet: Paniksymptome erfüllen im Gegensatz zu anderen Symptombildungen nicht mehr den Zweck, den Patienten[1] vor dem Erleben der Angst zu schützen, die durch einen inneren Konflikt ausgelöst wird, sondern konfrontieren ihn unmittelbar damit – und weil das Erleben dieser Angst so unerträglich ist, setzen sie Fluchtbewegungen oder Vermeidungsverhalten in Gang.

Dies lässt sich beim Patienten mit einer Panikerkrankung in zweifacher Hinsicht beobachten. Zum einen kommt es häufig zu einer Vermeidung der Situationen, die Paniksymptome ausgelöst haben. Ist dieses Vermeidungsverhalten stark ausgeprägt, entwickelt sich das Bild einer Panikstörung mit Agoraphobie. Aber auch Patienten, die sich zwingen, die Orte weiter aufzusuchen, an denen sie Paniksymptome erlebt haben, neigen zu einer Vermeidung anderer Art. Im diagnostischen Gespräch mit ihnen – wie auch mit den Patienten, die ein agoraphobisches Verhalten ausgebildet haben – fällt auf, dass sie zwar ohne Probleme über die körperlichen und psychischen Zeichen des Angstanfalls sowie über ihre Furcht, erneut einen solchen Angstanfall zu erleiden, sprechen können, dass es jedoch ungleich schwieriger ist, ihre psychische Situation unmittelbar vor dem Angstanfall zu erhellen. Es fällt ihnen oft bereits schwer, die äußeren Merkmale der Situation, in denen der Angstanfall aufgetreten ist, so zu schildern, dass sich für den Zuhörer eine lebendige Vorstellung ergibt; die Beschreibung

1 Aus Gründen der besseren Lesbarkeit wird bei Berufsbezeichnungen etc. für männliche und weibliche Personen stets die männliche Schreibform gewählt.

Panikattacke scheinbar „aus heiterem Himmel“

von Gedanken und Gefühlen, die dem Angstanfall vorangingen, fehlt in der spontanen Erstschilderung der Symptomatik meist völlig. So ergibt sich für den erzählenden Patienten wie auch für den zuhörenden Psychotherapeuten der Eindruck, die Angstanfälle kämen „aus heiterem Himmel“ und für ihr Entstehen gebe es keine nachvollziehbare, sich auf die innere und äußere Situation des Patienten beziehende Erklärung.

Die für die Panikstörung typische Vermeidung introspektiver, auf die Angstanfälle zentrierter Aktivität macht im Nachhinein den inneren Konflikt unkenntlich, der als so bedrängend erlebt wird, dass er nicht „nur Angst“, sondern oft von den Patienten in die Nähe von Todesangsterleben gerückte Panik auslöst. Der „Königsweg“ zur Erhellung des psychodynamischen Geschehens, das diese Angstanfälle auslöst, kann damit nur in einer Fokussierung der Behandlung auf die Situationen liegen, in denen die Panik entsteht.

Fallbeispiel Frau A.

Frau A., 32 Jahre alt und alleinerziehende Mutter mit zwei Kindern, wird kurz nach der Manifestation einer Panikstörung von der Hausärztin zur Psychotherapie überwiesen. Sie hat ihre erste Panikattacke noch gut in Erinnerung, ihre Erklärung der Paniksymptome durch körperliche Ursachen bzw. äußere Umstände, die die Symptommanifestation begleiten, ist prototypisch für Panikpatienten vor oder bei Aufnahme einer Psychotherapie. Frau S. berichtet: „Die erste Panikattacke hatte ich am Flughafen, als ich mit meiner Mutter von einer Fernreise zurückgekommen bin. Wir standen am Band und warteten auf unser Gepäck, da wurde mir plötzlich heiß und schummerig, es wurde mir total übel. Es war ein heißer Tag, im Flughafengebäude war es furchtbar stickig. Ich nehme an, dass ich diese Schwüle nicht vertragen habe.“ Erst im Verlauf der Therapie wurde deutlich, dass durch die Urlaubsreise ein Abhängigkeits-/Autonomiekonflikt virulent geworden war, der erheblich zu Entstehung und Aufrechterhaltung der Panikerkrankung beitrug.

1 Beschreibung der Störung

Die *Panikstörung* als eigenständige diagnostische Entität ist relativ neu. Sie wurde 1980 als eigenständige Diagnose in das Diagnostische und Statistische Manual Psychischer Störungen, DSM-III, aufgenommen, erst 1992 erfolgte die Aufnahme in das ICD-10 (International Classification of Diseases).

Panikstörung: ein Psychoanalytikern seit langem vertrautes Krankheitsbild mit vielen Namen

Das Krankheitsbild ist jedoch schon lange bekannt; so beschrieb Freud bereits 1895 alle Symptome des damals von ihm als Angstneurose bezeichneten Krankheitsbilds. Er hob als „Kernsymptom" ein von „ängstlicher Erwartung" geprägtes Lebensgefühl hervor, obwohl erlebte Angst die einzelnen Symptome der Panikattacke nicht immer begleite. Die Genese der Störung sah Freud in der *Unfähigkeit, eine psychisch erlebte physiologische Spannung angemessen zu verarbeiten* – der Angstneurotiker könne die ihm bewusst gewordene sexuelle Spannung nicht im Sexualakt abführen, dies führe zur „subkortikalen" Abfuhr der aufgestauten Libido im Angstanfall.

Helene Deutsch arbeitete 1929 die *zweizeitige* Genese von Panikstörungen mit Agoraphobie heraus – starke Trennungsangst führt zur engen Bindung an die primären Bezugspersonen. In einem aktuellen Konflikt können deshalb ambivalente Gefühle zu dieser „Begleitperson" psychisch nicht bewältigt werden und münden in einen die agoraphobische Vermeidung auslösenden Angstanfall. Auslöser sind Situationen, die die primäre Bindung in Frage stellen – z. B. die Verliebtheit der Patientin in einen Mann, den die Mutter abgelehnt hat. Deutsch nannte dieses Krankheitsbild „Platzangst" und betonte damit die Folge des Angstanfalls, nicht diesen selbst mit seinem besonderen Kennzeichen der erlebten Unvorhersehbarkeit.

Anfallsweise herzbezogene Ängste wurden sehr unterschiedlich bezeichnet, von psychosomatischer Seite als Herzhypochondrie oder Herzphobie, von internistischer Seite u. a. als nervöses Herzklopfen, Reizherz („irritable heart"), neurozirkulatorische Asthenie oder funktionelle kardiovaskuläre Erkrankung. Richter und Beckmann beschrieben 1969 (zitiert nach Richter & Beckmann, 1973) aufgrund umfangreicher klinischer und testpsychologischer Untersuchungen die Herzneurose als eine Form von Angstneurose, die durch Vernichtungsangst gekennzeichnet ist. Sie postulierten „eine stark erhöhte Angstbereitschaft (Störung der Selbst-Integration), [...] die sie zwingt, eine permanente Kompensation in schützenden symbiotischen Partnerschaften zu suchen" (S. 153). Krankheitsauslösend ist die Bedrohung der symbiotischen Partnerbindung durch innere oder äußere Gründe. Klinisch relevant ist auch ihre Unterteilung in zwei Untergruppen: Typ A, der durch offene Angstüberflutung gekennzeichnet ist, während Typ B durch „angestrengte Angstabwehr" (Bemühungen um Verleugnung, angstüberdeckende Aktivitäten) charakterisiert wird.

Ausgehend von Freud und Deutsch haben sich viele psychoanalytischen Autoren mit Panikstörungen beschäftigt, ohne diesen diagnostischen Terminus zu gebrauchen. Bei einer Literaturrecherche konnten Milrod und Shear (1991) 35 von über 100 publizierten Falldarstellungen anhand der beschriebenen Symptomatik als Panikstörungen nach DSM-III-R-Kriterien identifizieren.

1.1 Panikstörung

Kernkriterium: wiederholte Angstanfälle „aus heiterem Himmel"

Körperliche Angstzeichen für Diagnose unverzichtbar

In der heute gültigen Definition der Panikstörung nach der aktuellen, 10. Version des ICD (Diagnosekategorie F41.0) werden wiederholte, zeitlich umgrenzte Angstanfälle, die im Erleben des Patienten nicht an für ihn erkennbare situative Auslöser gebunden sind, als Kerncharakteristikum des Krankheitsbilds herausgestellt. Aus psychoanalytischer Sicht ist hinzuzufügen, dass dem Patienten auch innere Auslöser wie bestimmte Gedanken und Gefühle meist nicht bewusst verfügbar sind. Um eine Panikattacke diagnostizieren zu können, müssen körperliche Zeichen einer Angstreaktion wie Herzklopfen, Herzrasen, Schweißausbrüche, Druck auf der Brust, Schwindel oder Übelkeit berichtet werden, die kognitiv meist als Zeichen höchster Gefahr – z. B. als Angst zu sterben, verrückt zu werden oder die Kontrolle zu verlieren – bewertet werden. Die Dauer des Angstanfalls kann variieren. Charakteristisch ist die für ein Anfallsgeschehen typische Abfolge des ersten Auftretens von Angstzeichen, deren Steigerung zur subjektiv erlebten Unerträglichkeit und schließlich das Verebben der Symptomatik. Im Panikanfall suchen die Patienten – in Reaktion auf die erlebte „Extrembedrohung" – nach Hilfe, sie klammern sich an ihre Angehörigen, suchen den Notarzt auf oder werden, weil sich ihre subjektiv erlebte Bedrohung der Umwelt mitteilt, mit dem Krankenwagen in die Notaufnahme gebracht.

Die Diagnosekriterien nach ICD-10 sind in Kasten 1 dargestellt. In dem seit 1994 gültigen DSM-IV sind die einzelnen Kriterien des Panikanfalls den spezifischen Angststörungen vorangestellt. Damit wird hervorgehoben, dass Panikanfälle auch bei anderen Angsterkrankungen wie z. B. der sozialen Phobie oder spezifischen Phobien auftreten können, dann jedoch nicht mehr das für die Panikstörung charakteristische Zeichen der „Unmittelbarkeit" haben, sondern vom Patienten selbst mit einer für ihn angstauslösenden Situation (z. B. der Anblick einer Spinne bei einer Spinnenphobie oder die Aussicht, in fünf Minuten eine Rede halten zu müssen bei sozialer Phobie) verbunden werden. Für die Diagnose einer Panikstörung fordert das DSM-IV, dass sich die betroffene Person mindestens einen Monat lang wegen des Auftretens oder der Bedeutung der Panikanfälle sorgt oder wegen der Panikattacken deutliche Verhaltensänderungen zeigt (z. B. nicht mehr einschlafen kann, wenn keine weitere Person in der Wohnung ist; Saß, Wittchen, Zaudig & Houben, 2003).

Unterschiede ICD-10 und DSM-IV

Kasten 1: Diagnostische Kriterien der Panikstörung nach ICD-10 (Dilling, Mombour, Schmidt & Schulte-Markwort, 2004, S. 116f.)

A. Wiederholte Panikattacken, die nicht auf eine spezifische Situation oder ein spezifisches Objekt bezogen sind und oft spontan auftreten (d. h. die Attacken sind nicht vorhersehbar). Die Panikattacken sind nicht verbunden mit besonderer Anstrengung, gefährlichen oder lebensbedrohlichen Situationen.

B. Eine Panikattacke hat alle folgenden Charakteristika:
   a. Sie ist eine einzelne Episode von intensiver Angst oder Unbehagen,
   b. sie beginnt abrupt,
   c. sie erreicht innerhalb weniger Minuten ein Maximum und dauert mindestens einige Minuten,
   d. Mindestens vier Symptome der unten angegebenen Liste, davon eins von den Symptomen 1. bis 4. müssen vorliegen.

Vegetative Symptome:
1. Palpitationen, Herzklopfen oder erhöhte Herzfrequenz
2. Schweißausbrüche
3. fein- oder grobschlägiger Tremor
4. Mundtrockenheit (nicht infolge Medikation oder Exsikkose)

Symptome, die Thorax und Abdomen betreffen:
5. Atembeschwerden
6. Beklemmungsgefühl
7. Thoraxschmerzen und -missempfindungen
8. Nausea oder abdominelle Missempfindungen (z. B. Unruhegefühl im Magen)

Psychische Symptome:
9. Gefühl von Schwindel, Unsicherheit, Schwäche oder Benommenheit
10. Gefühl, die Objekte sind unwirklich (Derealisation) oder man selbst ist weit entfernt oder „nicht wirklich hier“ (Depersonalisation)
11. Angst vor Kontrollverlust, verrückt zu werden oder „auszuflippen“
12. Angst zu sterben

Allgemeine Symptome:
13. Hitzegefühle oder Kälteschauer
14. Gefühllosigkeit oder Kribbelgefühle

C. Ausschlussvorbehalt: Die Panikattacken sind nicht Folge einer körperlichen Störung, einer organischen psychischen Störung (F0) oder einer anderen psychischen Störung wie Schizophrenie und verwandten Störungen (F2), einer affektiven Störung (F3) oder einer somatoformen Störung (F45).

Der Beschreibung der diagnostischen Manuale sollen an dieser Stelle noch einige klinische Charakteristika beigefügt werden, die für Patienten mit Panikstörungen kennzeichnend sind. Bis zum ersten Kontakt mit dem Psychotherapeuten hat der Patient mit Panikstörungen meist diverse ärztliche Untersuchungen hinter sich gebracht, da das erste Auftreten der körperlichen Angstreaktionen als Hinweis auf eine ernste körperliche Erkrankung missverstanden wird. Den Patienten fällt es meist sehr schwer, den Ergebnissen der oft umfangreichen somatischen Diagnostik Glauben zu schenken. Selbst wenn sie mehrfach erlebt haben, dass die z. B. auf den vermeintlichen Herzinfarkt hindeutenden Brustschmerzen und Atembeschwerden mit der Gabe eines Beruhigungsmittels schnell abgeklungen sind und dass sowohl das EKG wie die auf ihr Drängen durchgeführte Herzkatheter-Untersuchung keine pathologischen Befunde erbracht haben, sind sie bei der nächsten Panikattacke wieder subjektiv davon überzeugt, diesmal doch einen Herzinfarkt zu erleiden. Sie kommen oft zum Psychotherapeuten, weil ihnen ihr Verstand diktiert, den diversen somatischen Abklärungen „endlich" Glauben zu schenken; das Wissen, „nur" unter Panikattacken zu leiden, stellt für sie jedoch keine Erleichterung dar. Sie haben die Erfahrung gemacht, dass sie ihr Wissen, dass sie „jetzt wieder" eine Panikattacke erleiden, in keiner Weise vor dem Durchleben der Angst schützt, die durch die körperlichen Angstzeichen ausgelöst wird, die die Panikattacke einleiten, und die sich ins „Unermessliche" steigert, wenn sich die körperlichen Angstzeichen intensivieren. Viele Patienten neigen dazu, ihr körperliches Befinden intensiv zu beobachten – ist der ersten Panikattacke beispielsweise ein leichter Schwindel vorausgegangen, kann die Wahrnehmung einer leichten Benommenheit, die vor dem Auftreten der Panikstörung keine weitere Beachtung gefunden hätte, eine intensive Beunruhigung auslösen und schließlich in eine Panikattacke münden.

Suche nach somatischer Ursache des Angstanfalls

Der Psychoanalytiker De Masi (2004) hat in seiner phänomenologischen Beschreibung des Panikerlebens der Spaltung zwischen Kognition und Angsterleben im Panikanfall besondere Bedeutung geschenkt. Er versteht die Panikattacke als psychosomatisches Geschehen, das Körper und Geist ergreift und die Mentalisierungsfähigkeit vorübergehend massiv einschränkt – der Gedanke: „Jetzt habe ich eine Panikattacke" hat im Angstanfall keine haltgebende Kraft mehr.

Eingeschränkte Mentalisierungsfähigkeit im Angstanfall

Phänomenologie der Panikattacke (nach De Masi, 2004)
• Psychosomatisches Geschehen: Ein psychischer Auslöser führt zu einer spezifischen und automatischen neurobiologischen Reaktion. • Körperliche Symptome erzeugen Todesangst. • Autofeedback zwischen Psyche und Soma: Körpererleben verstärkt Todesangst – Todesangst verstärkt Körpererleben. • Paradoxie: Der Patient „weiß", dass er nicht sterben wird und „erlebt" sich zugleich todesnah. • Die Attacke wird als „plötzlich" erlebt, obwohl sie langsam vorbereitet wird. Der Patient registriert jede körperliche Unregelmäßigkeit und erlebt sie als Zeichen einer neuen Attacke, die Angst vor der Attacke wird zum Auslöser der Panikattacke. • Die Panikattacke zerstört vorübergehend die Denkfähigkeit. Der Patient kann nicht denken: „Ich habe Angst", sondern erlebt sich als sterbend.

Neurowissenschaftliche Befunde stützen De Masis Sichtweise. Die grafische Darstellung des neurophysiologischen Geschehens beim Panikanfall in Abbildung 1 zeigt, dass die angstsensitiven Hirnareale mit Reizen überflutet werden, weil die kognitive Gegensteuerung versagt. Die Angstentwicklung im limbischen System, besonders in der Amygdala, wird nicht durch die Verbindung zu Frontalhirnarealen gehemmt, sondern aktiviert, weil die angstauslösenden Körpersensationen mit katastrophisierenden Gedanken beantwortet werden.

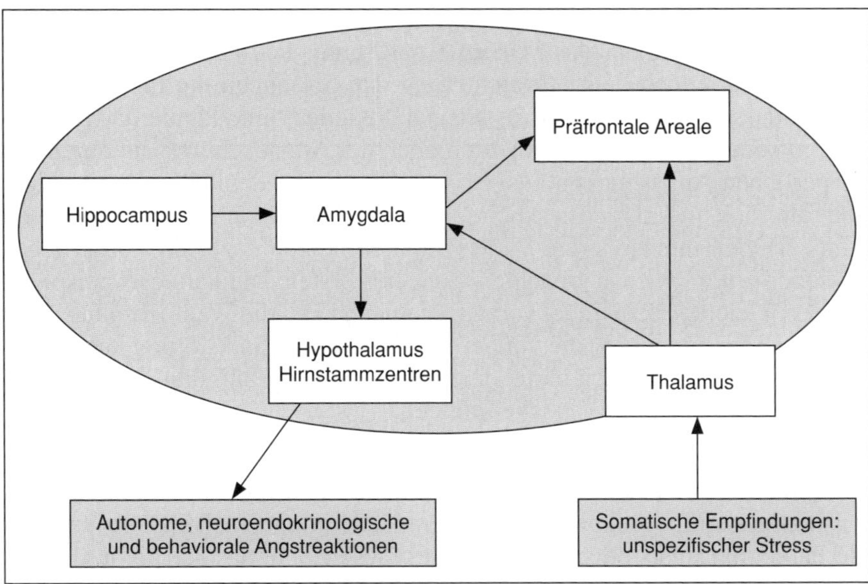

Abbildung 1: Neuroanatomisches Modell der Panikstörung (modifiziert nach Beutel, 2011, S. 66)

**Fallbeispiel:
Angsterleben bei Erstmanifestation einer Panikstörung**

Herr B., ein leitender Angestellter um die 40, kommt zum therapeutischen Erstgespräch, weil er Hilfe wegen einer vor Kurzem exazerbierten Panikstörung sucht. Auf die Frage des Therapeuten, was ihn zu ihm führe, schildert er in einem mehrminütigen Monolog mit monotoner Stimme den Ausbruch der Panikerkrankung. Er sei am Arbeitsplatz bei einer Besprechung gewesen, als ihm plötzlich „komisch" geworden sei. Er habe die Waschräume aufgesucht und sei dort auf einen Kollegen getroffen, der ihn besorgt gefragt habe, ob es ihm nicht gut sei, und der einen Krankenwagen gerufen habe. Im ersten Krankenhaus habe man ihm nicht helfen können, dort sei man „nur auf Knochenbrüche" spezialisiert gewesen, man habe ihn in die Innere Abteilung eines anderen Krankenhauses geschickt. Dort habe man nicht richtig feststellen können, was ihm fehle und auf „einen Infekt" getippt. Wenige Tage später sei es ihm auf der Arbeit plötzlich wieder furchtbar schlecht gegangen, diesmal sei er aber nicht ins Krankenhaus gefahren, sondern habe eine Allgemeinärztin aufgesucht, die ihn noch nicht gut kennen würde, weil er erst seit kurzem in dem Ort wohne. Diese habe auch auf einen Infekt getippt und ihm Antibiotika verordnet. Zuhause habe er die erste Tablette genommen. Plötzlich habe er gespürt, wie die Tablette „in meinem Magen explodiert ist. Ich bin zur Wohnungstür gegangen und habe die auf gemacht, damit mich jemand findet." Nach einiger Zeit sei es wieder besser gegangen, er habe mit seinem Bruder telefoniert, der habe ihm geraten, die Universitätsklinik aufzusuchen. Dort sei nach ausführlichen Untersuchungen ein psychosomatisches Konsil angeordnet worden. Er habe zweimal mit der Psychosomatikerin gesprochen und diese habe eine Panikstörung diagnostiziert: „Es hat so gut getan, alles erzählen zu können."

In dieser Eröffnungssequenz des psychotherapeutischen Erstgesprächs finden sich typische Charakteristika des *Erlebens* von Panikattacken:

- Die Panikanfälle werden losgelöst von interpersonellen oder situativen Zusammenhängen geschildert – das ICD-Diagnose-Kriterium der „Nichtvorhersehbarkeit" der Panikattacken (vgl. Kasten 1 auf S. 3) erweist sich hier als Spiegelung des subjektiven Erlebens von Herrn B.; er verknüpft die Panikanfälle in der spontanen Schilderung nicht mit einer Vielzahl belastender Lebensereignisse (Scheitern der Ehe, Trennung von Frau und Kindern, die weit entfernt leben, Scheitern des Versuchs, eine eigene Firma aufzubauen), die kurz vor dem ersten Auftreten der Panikattacken eingetreten sind.

Angstanfall löst Suche nach Hilfe aus

- Die Symptomschilderung bleibt unbestimmt, wird aber nicht explizit mit Angsterleben verknüpft – auf Angst kann nur indirekt anhand der Handlungen von Herrn B. (Krankenwagen holen lassen, verschiedene Krankenhäuser und Ärzte aufsuchen) geschlossen werden. Dies verweist

darauf, dass die sich in Herrn B.'s Handlungen ausdrückende Angst bei ihm im Angstanfall nicht als solche psychisch repräsentiert war.
- Auch die Intensität des Angsterlebens wird mehr handelnd als sprachlich ausgedrückt: „...die Wohnungstür aufgemacht, damit mich jemand findet."

Mit der Schilderung konkretistischen Körpererlebens und dadurch ausgelöster Handlungen spricht Herr B. von Vernichtungsangst, die ihn in einem Zustand großer Vereinsamung – allein in einer völlig neuen Lebenssituation, nachdem ihn Frau und Kinder verlassen hatten – „überfallen" hat, ohne dass ihm selbst diese psychische Bedeutung seines körperbezogenen Erlebens und seines Handelns zugänglich wären. Ziel der psychotherapeutischen Behandlung ist es, dem Patienten diese „verborgenen" Bedeutungen zugänglich zu machen.

1.2 Agoraphobie

Die Agoraphobie ist im ICD-10 im Kapitel „Phobische Störungen" (F40.0) eingeordnet. Sie hat eine umfassendere Bedeutung als die deutsche Übersetzung des Wortes „Platzangst". Deutliche und anhaltende Furcht oder Vermeidung beziehen sich auf mindestens zwei der folgenden Situationen (vgl. Kasten 2): Menschenmengen, öffentliche Plätze, alleine reisen oder sich weit von zuhause entfernen, Situationen, in denen es schwierig ist, sich schnell an einen sicheren Ort zurückzuziehen. Ein wichtiges Merkmal vieler agoraphobischer Situationen ist das Fehlen eines Fluchtweges. Häufig ist auch die Angst vorhanden, in der Öffentlichkeit zusammenzubrechen und ohne Hilfe zu bleiben. Für die Diagnosestellung sind mindestens zwei der Symptome einer Agoraphobie (vgl. Kasten 2) gefordert. Eine Agoraphobie kann ohne (F40.00) und mit einer Panikstörung (F40.01) vorliegen.

Vermeidung von Situationen, in denen Panikattacken erlebt wurden oder befürchtet werden

Nach einer Panikattacke beginnen viele von der Angst vor der nächsten Panikattacke beherrschte Patienten, Situationen zu vermeiden, in denen sie bereits eine Panikattacke erlitten haben. Dies lässt sich zum Teil als Bemühen verstehen, Kontrolle über die Angstanfälle zu gewinnen, ist aber auch eine Auswirkung der massiven negativen Konditionierung, die das Durchleben-Müssen einer Panikattacke mit sich bringt: Die Orte, an denen Panikattacken aufgetreten sind, lösen Angst und Widerwillen aus und werden vermieden. Die Vermeidung kann sich jedoch auch auf Situationen ausweiten, die in Hinblick auf eine neue Panikattacke als gefährlich erlebt werden, weil dort keine schnelle Hilfe zu bekommen ist – z. B. längere Reisen mit dem Zug oder dem Flugzeug. Ebenso werden Situationen vermieden, in denen sich das mit der Panikattacke verbundene Gefühl des Gefangenseins steigert – z. B. Bewegungen in Menschenmassen, Fahrten in übervollen U-Bahnen oder Aufzügen – oder in denen das Durchleben einer Panikattacke zusätzlich als peinlich und erniedrigend empfunden wird – z. B. die vor der Erkrankung als neutral erlebte Teilnahme an der Sitzung eines Gremiums, deren Vorsitz der Patient üblicherweise führt. Das agoraphobische Verhalten mindert sich oft, wenn der Patient in Begleitung einer Person ist, der er vertraut oder wenn er Dinge mit sich führt, die ihm Sicherheit geben wie z. B. das eingeschaltete Mobiltelefon mit der eingespeicherten Kurzwahl des Hausarztes oder der Ehefrau oder ein angstlösendes Medikament. Kasten 2 gibt die Diagnosekriterien der Agoraphobie nach ICD-10 an.

Kasten 2: Diagnosekriterien der Agoraphobie nach ICD-10 (Dilling et al., 2004, S. 113 f.)

A. Deutliche und anhaltende Furcht vor oder Vermeidung von mindestens zwei der folgenden Situationen:
1. Menschenmengen,
2. öffentliche Plätze,
3. alleine reisen,
4. Reisen mit weiter Entfernung von zuhause.

B. Wenigstens einmal nach Auftreten der Störung müssen in den gefürchteten Situationen mindestens zwei Angstsymptome aus der Liste für eine Panikstörung (vgl. Kasten 1), davon eines der vegetativen Symptome 1 bis 4, wenigstens zu einem Zeitpunkt gemeinsam vorhanden gewesen sein.

C. Deutliche emotionale Belastung durch das Vermeidungsverhalten oder die Angstsymptome; die Betroffenen haben die Einsicht, dass diese übertrieben oder unvernünftig sind.

D. Die Symptome beschränken sich ausschließlich oder vornehmlich auf die gefürchteten Situationen oder Gedanken an sie.

E. Auschlussvorbehalt: Die Symptome des Kriteriums A sind nicht bedingt durch Wahn, Halluzinationen oder andere Symptome der Störungsgruppen organische psychische Störungen (F0); Schizophrenie oder verwandte Störungen (F3) oder eine Zwangsstörung (F42) oder sind nicht Folge von kulturell akzeptieren Anschauungen.

Angsterleben auch ohne Vermeidungsverhalten

Auch wenn Patienten mit Panikstörungen kein manifest vermeidendes Verhalten zeigen, sollte der Diagnostiker sich Klarheit über das Ausmaß der „erlebten Agoraphobie" verschaffen: Viele Patienten zwingen sich oder sehen sich gezwungen, Situationen aufzusuchen, die sie am liebsten vermeiden würden – z. B. die tägliche Fahrt allein im Auto zum Arbeitsplatz – und die sie nur mit erheblicher Angst durchstehen können. Wie weiter unten ausführlicher dargestellt werden wird, werden Panikattacken durch Zustände psychophysischer Verunsicherung begünstigt, das Durchleben von Angst stellt eine solche Verunsicherung dar.

Fallbeispiel

Frau C., eine 25-jährige Studentin, sucht psychotherapeutische Behandlung wegen seit ca. einem Jahr vermehrt auftretender Panikattacken. Die Exploration der Symptomatik zeigt, dass sie massive Panikattacken eher selten erleidet, während weniger stark ausgeprägte körperliche Angstzeichen, deren Zuspitzung bei ihr Panikattacken auslöst, sie fast ständig begleiten, wenn sie den „sicheren Hafen" ihres Zuhauses – sie lebt bei den Eltern – verlassen muss. Leitsymptome dieser Angstzustände sind Schwindel und Übelkeit. Erst die detaillierte Exploration ihres Tages- und Wochenablaufs zeigt, dass diese Angstzeichen ein von Vermeidung geprägtes Verhalten nach sich ziehen, auch wenn es nicht zur direkten agoraphobischen Vermeidung bestimmter Situationen kommt: Frau M. fährt beispielsweise nur dann mit dem Bus zur Universität, wenn eine Kommilitonin sie begleitet; wenn es sich „irgendwie" einrichten lässt, fährt sie gemeinsam mit dem Freund im Auto zu den Lehrveranstaltungen. In den Hörsälen achtet sie darauf, neben ihrer Kommilitonin zu sitzen, geht diese nicht zur Universität, so findet auch Frau M. Gründe, zuhause bleiben zu können. Frau M. geht zwar regelmäßig ins Fitnessstudio, aber nur, wenn sie weiß, dass eine Verwandte von ihr ebenfalls dort sein wird; zum Einkaufen in die Stadt geht sie lieber, wenn der Freund sie begleitet, damit sie sich „an ihm festhalten kann", falls ihr schwindelig wird. Ist sie in der Stadt verabredet, kann sie den Weg alleine bewältigen, weil sie weiß, dass am Ort der Verabredung jemand auf sie wartet – ist diese Person verspätet, setzen Angstsymptome ein. Nur zu ihrem Studentenjob – sie arbeitet stundenweise in einem Supermarkt – geht sie allein „ohne darüber nachzudenken", dort ist sie von mehr oder weniger stark ausgeprägten Angstsymptomen weitgehend frei.

Das Fallbeispiel zeigt, dass auch ein Patient, der kein offen ausgeprägtes Vermeidungsverhalten zeigt, d. h. der bestimmte Orte oder Situationen nicht explizit meidet, fast durchgängig von agoraphobischen Ängsten bestimmt sein kann, die ein „diskretes", nicht direkt als solches kenntliches Vermeidungsverhalten steuern.

1.3 Epidemiologie

Nach einer großen US-amerikanischen Bevölkerungsstudie (Kessler et al., 2006) treten Panikattacken im Laufe des Lebens bei immerhin 2,8 % der Bevölkerung auf. Panikstörungen zählen zu den häufigsten und am stärksten behindernden psychischen Erkrankungen (Wittchen & Jacobi, 2005). Die 12-Monatsprävalenz ist in den verschiedenen Regionen Europas vergleichbar mit einer Spanne von 1,8 bis 3,1 % (Alonso & Lépine, 2007;

Panikstörungen treten häufig auf und behindern die Betroffenen massiv

Kessler et al., 2005; Wiltink et al., 2011; Wittchen & Jacobi, 2001). Nach dem Bundesgesundheitssurvey 1998 (Wittchen & Jacobi, 2001) litten etwa 3 % der Frauen unter einer Panikstörung; bei den Männern war die Rate mit 1,7 % etwas geringer. Der durchschnittliche Beginn der Erkrankung lag bei Männern bei 35,2 Jahren, bei Frauen bei 29,2 Jahren. Panikstörungen sind gehäuft in Hausarztpraxen anzutreffen (in der Stichpunkterhebung von Mergl et al., 2007, 6,8 % der Patienten in den Praxen).

1.4 Verlauf und Prognose

Es liegen kaum Verlaufsstudien über einen längeren Zeitraum vor. Wie die naturalistische Studie von Bruce et al. (2005) zeigt, liegt der Anteil chronischer Verläufe bei Patienten mit Panikstörung nach 12 Jahren bei 82 %, bei Panikstörung mit Agoraphobie hingegen bei 48 %, d. h. die Mehrzahl zeigt einen chronischen bzw. rezidivierenden Verlauf. Panikstörungen beeinträchtigen psychosoziale Funktionen auf Dauer durch hohe Angst, häufige Krankschreibungen, körperliche Symptome, einen eingeschränkten Lebensstil, häufige psychische Begleiterkrankungen (Jacobi et al., 2004) und hohe Suizidraten (Khan, Leventhal, Khan & Brown, 2002).

Ohne Behandlung ungünstiger Verlauf

Risiko für Herz-Kreislauferkrankungen kontrovers

Diskutiert werden aktuell mögliche Herz-Kreislauf-Risiken bei chronischen Panikstörungen: Aufgrund von 20 prospektiven Studien kommt eine aktuelle Metaanalyse zum Ergebnis, dass Angststörungen mit einem (um 26 %) erhöhten Risiko für koronare Herzerkrankungen einhergeht (Roest, Martens, de Jonge & Denollet, 2010). Bei postmenopausalen Frauen ging eine Panikerkrankung mit einer mehr als vierfach erhöhten Rate von kardialen Ereignissen einher (Smoller et al., 2007). Andererseits gibt es auch große, bevölkerungsbasierte Studien, die kein erhöhtes Risiko bei Angststörungen nachweisen konnten (Mykletun et al., 2007) oder sogar ein verringertes Risiko (Meyer, Buss & Herrmann-Lingen, 2010).

Entsprechend hoch sind die medizinischen Kosten: Dass 10 von 13 Symptomen der Panikattacke körperlicher Natur sind, trägt dazu bei, dass etwa 20 % der Notaufnahmen in Krankenhäusern zu Lasten von Panikstörungen gehen (Swinson, Cox & Woszczyna, 1992); im Vergleich zur Normalbevölkerung ist diese Rate um das 13-fache erhöht (Markowitz, Weissman, Ouellette, Lish & Klerman, 1989).

1.5 Differenzialdiagnose

Da Panikattacken – einzeln oder auch gehäuft – auch bei anderen Krankheitsbildern als der Panikstörung auftreten können, ist die differenzialdiagnostische Abklärung manchmal schwierig, aber unbedingt nötig, wenn eine Behandlung geplant ist, die sich an dieses Manual anlehnt. Wegweisend für die Diagnose der Panikstörung sind die eingehende Anamnese und der psychische Befund. Allerdings sind je nach Ausprägung der Symptomatik zum Ausschluss möglicher körperlicher Ursachen von vegetativen Symptomen und Angst eine Reihe von körperlichen und Laboruntersuchungen erforderlich (vgl. Zwanzger & Deckert, 2007). So kann z. B. eine Überfunktion der Schilddrüse mit vermehrter Ausschüttung von Schilddrüsenhormonen (Hyperthyreose) u. a. Symptome wie Herzklopfen oder Schwitzen erzeugen, die den körperlichen Angstzeichen der Panikattacke ähnlich sind. Auch gibt es eine beträchtliche Überlappung zwischen Symptomen eines akuten Koronarsyndroms und Panikattacken: Sechs der Symptome, die eine Panikattacke definieren (Schwitzen, Herzklopfen, Brustschmerz, Hitzewallungen, Atemnot, Beklemmung) sind auch Leitsymptome akuter Herzerkrankungen. Andererseits handelt es sich bei einem akuten Herzinfarkt, einer schweren Herzrhythmusstörung oder der Entladung eines implantierten Kardiodefibrillators um äußert bedrohliche und angsterzeugende Ereignisse, die nicht selten der Entwicklung einer Panikstörung vorausgehen. Anamnestisch ist auch zu klären, ob bspw. ein exzessiver Konsum von Psychostimulanzien (Koffein, Appetitzügler, Amphetamine u. a.) vorliegt. Die Herausforderung liegt darin, trotz notwendiger körperlicher Untersuchungen die häufig vorhandene Fixierung des Panikpatienten auf eine somatische Ursache zu lockern und ein psychodynamisches Krankheitskonzept zu vermitteln. Angesichts der hohen psychischen Komorbidität ist abzuklären, ob auch diagnostische Kriterien für andere Krankheitsbilder, bei denen Panikattacken vorkommen, erfüllt werden.

Anamnestische Hinweise auf eine Panikstörung

Als positive Hinweise auf das Vorliegen einer Panikstörung sind zu bewerten:

- Das Auftreten der Panikattacken wird nicht mit situativen Auslösern verbunden, sondern als plötzlich und unerwartet einsetzend erlebt. Ist die Erkrankung bereits chronifiziert und/oder das agoraphobische Vermeidungsverhalten stark ausgeprägt, so sollte sorgfältig exploriert werden, ob dieses Kriterium für die Panikattacken gilt, die zu Beginn der Erkrankung aufgetreten sind.
- Die mit den Panikattacken verbundene Angst sowie die Angst vor einem erneuten Auftreten der Panikattacken bezieht sich auf die Befürchtung, körperlich und/oder psychisch vernichtet zu werden: z. B. Angst zu sterben, einen Herzinfarkt/Schlaganfall zu erleiden, Angst, den Verstand zu verlieren
- Das agoraphobische Vermeidungsverhalten ist darauf ausgerichtet, nicht den sicheren Hafen der häuslichen Umgebung verlassen zu müssen, um nicht „draußen" und „in der Fremde", womöglich auch noch „eingesperrt in einer Lage ohne direkten Ausweg" hilflos einem Panikanfall ausgeliefert zu sein.

Fallbeispiel

Herr A., der an einer chronifizierten Panikstörung litt, entwickelte Panikattacken, sobald er ein leichtes Ziehen in der Bauchgegend verspürte. Ließ es die Situation zu, begab er sich sofort zum Arzt, sobald er diese Körpersensation erlebte. Er war von der Befürchtung beherrscht, ebenso wie sein Vater an einer Ruptur eines Aortenaneurysmas im Bauchraum zu versterben und befürchtete, das Ziehen im Bauchraum signalisiere, dass die Aortenausbuchtung bereits eingerissen sei.

Angstattacken bei anderen Angststörungen

Werden Panikanfälle geschildert, so sind zum Ausschluss einer anderen Angststörung folgende Möglichkeiten zu prüfen:

- Richtet sich das agoraphobische Vermeidungsverhalten auf soziale Situationen, treten die Panikanfälle bevorzugt auf, wenn derartige Situationen nicht zu vermeiden sind, und ist der Inhalt der Angst darauf gerichtet, sich in sozialen Situationen „falsch" zu verhalten, dadurch beschämt zu sein und von den anderen abgewertet zu werden? Derartige Auslöser geben Anlass zur Prüfung, ob eine soziale Phobie vorliegt.
- Sind die Panikattacken eingebettet in eine schon seit Langem von Ängstlichkeit und Sorgen gezeichnete Lebenshaltung, in denen sich die Angstinhalte auf vielfältige Lebensbereiche (z. B. Gesundheit des Lebenspartners, schulische Zukunft der Kinder, der tatsächlichen Situation nicht angemessene Sorgen um die finanzielle Situation) beziehen? Hier sollte man prüfen, ob eine generalisierte Angststörung vorliegt.
- Richtet sich das Vermeidungsverhalten auf spezifische Objekte und/oder Situationen (z. B. Konfrontation mit Spinnen, Schlangen, Blut, Angst vor Brücken, Türmen, Ausblicken von hohen Häusern) und treten die Panikanfälle bevorzugt auf, wenn eine Konfrontation mit diesen Objekten und/oder Situationen unvermeidlich ist? In diesen Fällen ist zu prüfen, ob eine spezifische Phobie vorliegt.

Neben den oben genannten anderen Angsterkrankungen können Panikattacken auch bei Zwangsstörungen (z. B. bei Unterbindung der Möglichkeit, Zwangshandlungen durchzuführen), bei Posttraumatischen Belastungsstörungen (z. B. ausgelöst durch einen mit der traumatischen Situation verknüpften Triggerreiz), Borderline-Persönlichkeitsstörungen und akuten Psychosen auftreten.

Schließlich ist manchmal die Abgrenzung zwischen einer Panikstörung und einer Somatisierungsstörung oder Hypochondrie nicht ganz einfach; hier sollte sich der Diagnostiker von dem Gedanken leiten lassen, dass das Angsterleben bei diesen Krankheitsbildern generell keinen anfallsartigen Charakter hat, auch wenn es wie bei allen Erkrankungen aus dem Formenkreis der Angststörungen zu Angstspitzen bis hin zu Panikzuständen kommen kann.

1.6 Komorbidität

Nahezu 90 % der Patienten mit Panikstörung (80 % der Patienten mit Agoraphobie ohne Panikstörung) leiden unter mindestens einer weiteren psychischen Erkrankung: So leidet ca. ein Drittel neben der Panikstörung gleichzeitig unter einer anderen Angststörung; über die Hälfte der Betroffenen ist gleichzeitig an einer depressiven Störung erkrankt, mehr als ein Drittel leiden an somatoformen Störungen und mehr als 10 % an einer Alkoholabhängigkeit (Wittchen & Jacobi, 2004).

Erhöhtes Suizidrisiko bei Angststörungen

Angsterkrankungen sind mit einem *erhöhten Suizidrisiko* verbunden; im Vergleich zur Allgemeinbevölkerung ist es um ca. das 10-fache erhöht (Khan et al., 2002). Das Vorhandensein komorbider affektiver Erkrankungen, insbesondere schwerer Depression und bipolarer Störung, erhöht das Suizidrisiko deutlich. Eine Angststörung in der Lebensgeschichte ist jedoch auch als eigenständiger Risikofaktor für einen unternommenen Suizidversuch (unabhängig von einer depressiven Erkrankung) anzusehen (Sareen et al., 2005). Auch in Bezug auf körperliche Erkrankungen liegt eine erhöhte Komorbidität vor: So zeigt der *Bundesgesundheitssurvey*, dass bei Migräne und anderen Kopfschmerzen sowie gastrointestinalen Erkrankungen der Anteil an Angsterkrankungen um das ca. 2,5-fache erhöht ist. Auch bei Patienten mit Atemwegserkrankungen, Arthritis, allergischen Erkrankungen und Herzerkrankungen treten Angsterkrankungen in einem deutlichen erhöhten Maße auf (Sareen et al., 2006).

Hohe somatische Komorbidität

1.7 Diagnostische Verfahren und Dokumentationshilfen

SKID-Interview als Goldstandard

Als sogenannter Goldstandard der Diagnostik psychischer Störungen wird das strukturierte Interview nach dem aktuell gültigen DSM-IV (SKID; Wittchen, Zaudig & Fydrich, 1997) angesehen. Im Interviewteil zu den Angststörungen wird mit insgesamt 29 Items zwischen Panikstörung bzw. Panikstörung mit Agoraphobie unterschieden. Erfragt werden das Vorliegen wiederholter und unerwarteter Panikattacken, Sorgen und Verhaltensänderungen aufgrund der Attacke, der zeitliche Verlauf, 13 Symptome (u. a. Herzklopfen), Ausschlusskriterien wie Einnahme von Psychostimulanzien, andere psychische Störungen u. a. Bestimmt werden ferner die Chronizität der Panikstörung, Schweregrad, sowie ggf. das Ausmaß der Remission.

Gebräuchliche diagnostische Verfahren

In Studien ist als Fremdbeurteilungsinstrument auch die Panic Disorder Severity Scale (Shear et al., 1997) gebräuchlich, die mit sieben Items einen verlässlichen Index der Panikschwere bildet und beispielsweise Häufigkeit von Attacken, dadurch ausgelösten Distress, antizipatorische Angst, Vermeidung und Beeinträchtigung einschätzt. Zu Fremdbeurteilungsverfahren der allgemeinen Ängstlichkeit (z.B. Hamilton Angst Skala) sei auf den Übersichtsband „Diagnostische Verfahren in der Psychotherapie“ (Brähler, Schumacher & Strauß, 2002) verwiesen.

Fragebögen: Zeitökonomische Einschätzung von Symptomausprägung und -schwere zu Beginn und während der Behandlung

Während die Anwendung von Fremdbeurteilungsverfahren stets eine Schulung der Beurteiler erfordert, sind Selbstbeschreibungsverfahren einfach und zuverlässig durch den Patienten auszufüllen. Da sie unabhängig vom Therapeuten ausgefüllt werden können, ist ihre Anwendung in der psychotherapeutischen Praxis auch weniger zeitintensiv.

Für die standardisierte Dokumentation der Symptombelastung aus Sicht des Patienten sei auf den AKV (Fragebogen zu körperbezogenen Ängsten, Kognitionen und Vermeidung; Ehlers & Margraf, 2001) verwiesen. Dieses für die Messung der Symptomausprägung und -stärke bei Behandlungsbeginn und während des Behandlungsverlaufs entwickelte Fragebogenset fragt nach angstbezogenen Kognitionen (ACQ, 14 Items), nach Angst vor körperlichen Symptomen (BSQ, 17 Items) und nach dem Ausmaß des Vermeidungsverhaltens (MI=Mobilitätsindex, 27 Items). Der Einsatz des zuverlässigen, am Störungsmodell der kognitiven Verhaltenstherapie orientierten Fragebogensets ermöglicht eine gute Übersicht über wichtige Bereiche der Panikstörung und die Ausprägung der Symptomatik zu Beginn und zum Ende der Behandlung.

Der kostenfrei erhältliche Patientengesundheitsfragebogen PHQ (Löwe, Zipfel & Herzog, 2002) erfragt mit vier Items das unerwartete Auftreten von Panikattacken und Angst vor neuerlichen Attacken und mit weiteren sieben Items (GAD-7) allgemeine Merkmale von Ängstlichkeit und eignet sich gut für Screeninguntersuchungen. Für allgemeine Selbstbeschreibungsverfahren von Angst sei auf Brähler et al. (2002) verwiesen.

Keine spezifischen psychodynamischen Verfahren

Spezifische, auf dem Hintergrund psychoanalytischen Krankheitsverständnisses entstandene diagnostische Instrumente zur Einschätzung des Schweregrads von Angststörungen existieren bisher nicht. Dies gilt auch für standardisierte Dokumentationen des Behandlungsverlaufs bzw. des Behandlungserfolgs. Wird auf eine standardisierte Diagnostik Wert gelegt, so empfiehlt sich die Durchführung eines OPD-Interviews (Arbeitskreis OPD, 2006) als Ergänzung zum Erstgespräch und zur biografischen Ananmese. Die *O*perationalisierte *P*sychodynamische *D*iagnostik ermöglicht eine Übersicht über das ich-strukturelle Entwicklungsniveau, die führenden psychodynamischen Konflikte und das Ausmaß, in denen ein bewusster Zugang zu ihnen möglich ist sowie über die Veränderungs-/Behandlungsmotivation des Patienten. Auf die OPD abgestimmt ist die Heidelberger Umstrukturierungsskala (Arbeitskreis OPD, 2006), die Behandlungserfolg als Grad der erreichten Veränderung im Umgang mit dem in der Therapie fokussierten psychodynamischen Konflikt operationalisiert. Um beide Instrumente verlässlich anwenden zu können, ist intensive Schulung notwendig – es ist für die Zukunft zu hoffen, dass psychoanalytische und tiefenpsychologische Therapieausbildung den Umgang mit diesen Verfahren vermitteln.

2 Störungstheorien und Störungsmodelle

Die Symptome einer Panikattacke wurden von Freud 1895 unter dem Begriff der *Angstneurose* beschrieben und den durch einen seelischen Konflikt begründeten sogenannten *Aktualneurosen* als eine durch Libidostau verursachte, quasi biologische Störung zugeordnet. Bezogen auf die von Freud später (1926) entwickelte Angsttheorie, nach der die Entstehung des Angstaffektes als psychologisch determinierte Reaktion des Ichs bei Gefahrensituationen anzusehen ist, die im Normalfall das Signal zur Aktivierung angemessener intrapsychischer Abwehrmechanismen gibt bzw. handlungsorientiertes Vorgehen initiiert, werden Panikattacken oder die anfallsartige Überflutung mit Angst in der psychoanalytischen Literatur als Folge des Abwehrversagens bei vielfältigen Erkrankungen (u. a. Angstneurose, Hysterie) aufgefasst angesichts einer schweren inneren oder äußeren Bedrohung (Fenichel, 1946; Rudden et al., 2003).

Panik ist kein Signal zur Aktivierung der Abwehr, sondern Angstüberflutung wegen Versagen der Abwehr

Heutige psychoanalytische Autoren (De Masi, 2004; Rudden et al., 2003, Shear, Cooper, Klerman, Busch & Shapiro, 1993) gehen davon aus, dass die Entstehung von Panikattacken nicht nur als Versagen psychischer Abwehrmechanismen zu sehen ist, sondern durch eine angeborene oder erworbene neurobiologische Vulnerabilität („Angstsensitivität") begünstigt wird; sie stützen diese Sichtweise auf neurobiologische, entwicklungspsychologische und tierexperiementelle Studien. Das Ineinandergreifen neurobiologischer Vulnerabilität und biografischer, die Bewältigungs- und Abwehrmechanismen prägender Faktoren bei der Entstehung der Panikstörung haben Barbara Milrod und Mitarbeiter in einem Modell ausgearbeitet, dass im Folgenden ausführlich dargestellt werden soll, da sich die im Weiteren vorgestellte manualisierte Behandlung im Wesentlichen auf dieses Modell stützt.

Ineinandergreifen neurobiologischer Vulnerabilität und biografischer Faktoren

Milrod und Shear (1991) analysierten 35 von über 100 publizierten psychoanalytischen Falldarstellungen, die sie anhand der beschriebenen Symptomatik als Panikstörungen nach DSM-III-R-Kriterien identifizieren konnten. Sie legten bei dieser Analyse besonderes Augenmerk auf die Konflikte, die als der Symptomatik zugrunde liegend beschrieben wurden, wie auf das behandlungstechnische Vorgehen, das sich als wirkungsvoll erwiesen hatte. Zusätzlich stützt sich ihr psychodynamisches Modell der Panikstörung (Shear et al., 1993) auf psychoanalytische Interviews mit Panikpatienten zur Lebens- und Krankheitsgeschichte:

Modell von Milrod

- Eine Voraussetzung für die Entwicklung einer Panikstörung ist eine angeborene neurophysiologische Irritabilität durch alles Neue, die das Explorationsverhalten mindert und die eine Abhängigkeit von den Eltern verstärkt. Zur Neurobiologie von Angststörungen gibt es eine Fülle von experimentellen Arbeiten: Mittels funktioneller Kernspintomografie wurden bei Angststörungen vermehrte Aktivierungen der Amygdala bei der Präsentation von Angstreizen nachgewiesen; zugleich waren modulierende Zentren (präfrontaler Kortex) herunterreguliert (Etkin & Wager, 2007). Experimentell ließ sich nachweisen, dass die Amygdala-Aktivierung auf Bedrohungsreize hin bei Trägern bestimmter Genvarianten (z. B. des Soronintransportergens HTTPA) verstärkt ist, was als Anzeichen affektiver Labilität interpretiert wurde (Hariri, Mattay, Tessitore, Fera & Weinberger, 2003). Experimentelle Arbeiten zeigten beispielsweise an Rattenbabys, dass mangelnde mütterliche Fürsorge zu einer veränderten Genexpression im Gehirn führte, die lebenslang die Stressregulation beeinträchtigte und bei erwachsenen Tieren zu vermehrter Furchtsamkeit führte (Meaney & Szyf, 2005). Wenige Studien gibt es bei Panikstörungen bisher zum Einfluss von Psychotherapie auf Gehirnfunktionen. Eine frontolimbische Dysfunktion konnte von unserer Arbeitsgruppe (Beutel, Stark, Pan, Silbersweig & Dietrich, 2010) auch bei Patienten mit Panikstörungen nachgewiesen werden. Nach erfolgreicher psychodynamischer Psychotherapie normalisierten sich die Aktivierungsmuster, es kam bei Furchtreizen im Vergleich zu gesunden Kontrollpersonen nicht mehr zu vermehrter Amygdala-Aktivierung und verminderter präfrontaler Aktivierung.

Erhöhte neurophysiologische Vulnerabilität, verstärkt durch angstauslösendes Elternverhalten

- Die angeborene Ängstlichkeit wird durch angstauslösendes elterliches Verhalten (z. B. Unberechenbarkeit, Wutausbrüche) verstärkt, dies behindert die Autonomieentwicklung.
- Die verstärkte Abhängigkeit von den Eltern erhöht Frequenz und Intensität negativer Affekte (u. a. Wut und Angst).

Erhöhtes Abhängigkeitserleben verstärkt Wut und Angst

- Die Bewältigungsmöglichkeiten negativer Affekte sind eingeschränkt: Die gestörte Beziehung zu den Eltern hat die Ausbildung haltgebender innerer Vorstellungen von Beziehungen verhindert, die erlebte starke Abhängigkeit von den Eltern beschädigt das Selbstbild – der spätere Patient sieht sich gegenüber übermächtigen anderen Personen als hilflos ausgeliefert und wehrt deshalb potenziell angstauslösende Situationen, Gefühle und Gedanken durch Vermeidung ab. Vermeidungsverhalten bezeichnet hier ein Bündel bewusster und unbewusster Strategien und Haltungen, die dazu dienen, Konflikten und den daran gekoppelten Gefühlen auszuweichen.

„Dauerängstlichkeit“

- Vermeidungsverhalten und erhöhte Frequenz und Intensität negativer Affekte verstärken die neurophysiologische Irritierbarkeit zur „Dauerängstlichkeit“, zusätzliche biologische (z. B. sexuelle Reifung, Krankheit) oder psychologische Stressoren (z. B. Prüfungen, Trennungen) erzeugen die Angst, die Kontrolle über sich und das eigene Leben zu verlieren.

Intrusion von Wutaffekt löst Panikattacke aus

- Gelingt es in dieser psychologisch-physiologischen Anspannungssituation trotz des Vermeidungsverhaltens nicht, der „intrusiven“ Überflutung des Ich mit negativen Affekten auszuweichen, löst dies die erste Panikattacke aus (z. B. die Ehefrau, der es bislang gelungen ist, alle Zeichen der Untreue ihres Mannes zu „übersehen“ oder umzudeuten, kann in einer schlaflosen Nacht, in der sie auf ihn wartet, das „Überfallen-Werden“ von dem Gedanken „Er ist bei einer anderen“ und damit verbundene physiologischen Zeichen von Wut und Angst nicht mehr zurückdrängen).

- Die Paniksymptome werden zur Quelle des körperbezogenen Katastrophisierens, das die neurophysiologische Angstspannung erhöht und neue Panikattacken triggert. Im Dienste der Vermeidung lenkt das körperbezogene Katastrophisieren die Aufmerksamkeit weg von den Wahrnehmungen, Gedanken und Gefühlen, die die Panikattacke ursprünglich ausgelöst haben.

Körperbezogenes Katastrophisieren

Das psychodynamische Modell von Shear et al. (1993) versteht die Panikstörung als konversionsähnlichen Mechanismus (anfallsweises Auftreten körperlicher und kognitiver Angstzeichen anstelle von konfliktbezogenem Angsterleben), der einsetzt, wenn intrusive, an einen als unlösbar erlebten inneren Konflikt gebundene negative Affekte die Vermeidungsstrategien gleichsam überrannt haben (vgl. Abb. 2 und 3).

Kleinianische Sicht verbindet negativen Affekt mit Paniksymptomen

Den an eine Abhängigkeitsbeziehung gebundenen, psychisch überwältigenden negativen Affekt stellt auch Schoenhals-Hart (2006) als psychodynamischen Kern der Panikstörung heraus. In einer kleinianisch orientierten Falldarstellung zeigt sie, wie die Wiederbelebung des Neids auf die die

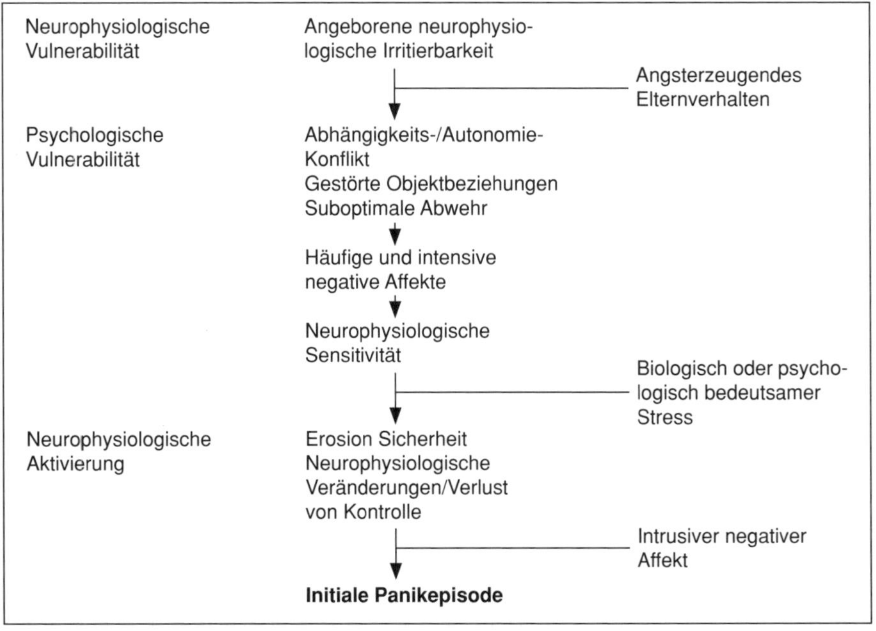

Abbildung 2: Entwicklung der Panikstörung aus der biografischen Perspektive (nach Shear et al., 1993)

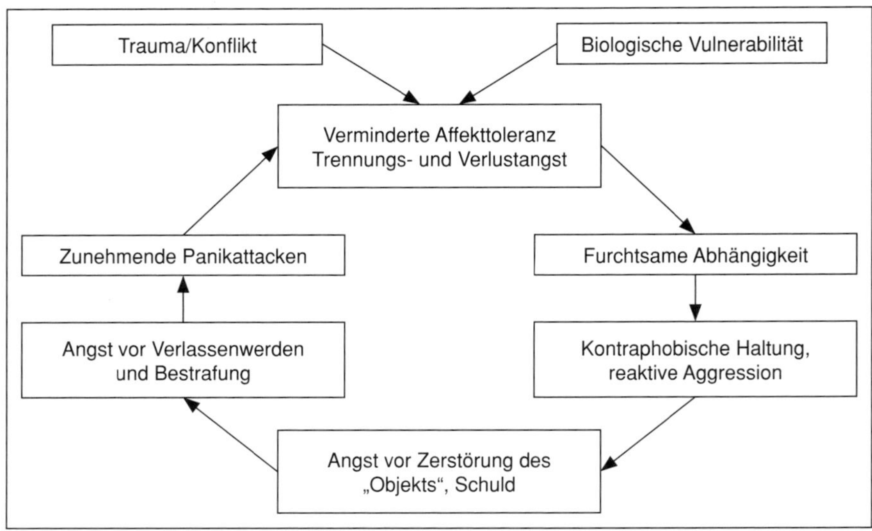

Abbildung 3: Teufelskreis aus Abhängigkeit und Angst nach Einsetzten der initialen Panikattacke; nach Milrod (Beutel, Dietrich & Wiltink, 2005)

Bedürfnisse des Kindes grob abweisender Eltern in der Übertragungsbeziehung mit dem Auftreten von Panikattacken einherging, die nach dem Durcharbeiten des Neids aussetzten.

Selbstpsychologie betont neurobiologische Vulnerabilität und frühe Traumatisierung

Selbstpsychologisch orientierte Autoren wie Lichtenberg (1991) und De Masi (2004) sehen eine neurophysiologische Vulnerabilität im Sinne einer geringen Stresstoleranz, mangelnden inneren Halt durch uneinfühlsame, auf das Kind ängstlich oder ärgerlich reagierende Eltern und traumatische Erfahrungen als prädisponierend für Panikstörungen. In der daraus entstehenden ängstlich-selbstunsicheren Anklammerung an haltgebende Personen („fearful dependency") wird die Gefühlsambivalenz nicht betont, die Panikattacke wird als konditionierte Reaktion und nicht als Ausdruck eines inneren Konflikts gesehen. Dem entspricht der behandlungstechnische Vorschlag, mit Panikattacken oder der Angst vor ihnen haltgebend und beruhigend umzugehen.

Vorherrschen unsicher-ambivalenter Bindung bei Angststörungen

Die von den psychoanalytischen Autoren betonte wichtige Rolle verunsichernder oder traumatisierender Erfahrungen mit den primären Bezugspersonen bei der Entstehung von Panikstörungen fasst Bowlby (1975), der „Vater" der Bindungstheorie, in der Annahme eines bei Angststörungen vorherrschendem unsicher-ambivalenten inneren Arbeitsmodells von Bindung zusammen. Fonagy et al. (1996) haben eine umfangreiche empirische Arbeit vorgelegt, bei der u. a. der Zusammenhang zwischen Bindungstyp und Angststörungen untersucht worden ist. Sie konnten Bowlbys Annahme bestätigen; die Spezifität dieses Befunds wird jedoch dadurch eingeschränkt, dass sich in dieser Studie ein Überwiegen unsicher-ambivalenter Bindungsrepräsentation auch bei anderen Symptombildungen fand und dass der Anteil der Panikstörungen unter den Angsterkrankungen nicht ausgewiesen ist.

Zusammenfassend lässt sich feststellen, dass heutige psychoanalytische Auffassungen mit Freud darin übereinstimmen, dass der Panikanfall zustande kommt, wenn psychophysiologische Erregung nicht mehr psychisch bewältigt werden kann. Dieses Defizit entsteht aus einer angeborenen physiologischen Stress- oder Angstvulnerabilität *und* negativer, sich in unsicheren inneren Bindungsrepräsentationen wiederspiegelnden Beziehungserfahrungen mit den primären Bezugspersonen, die die Entwicklung flexibler psychischer Bewältigungsmechanismen beeinträchtigt und die Entstehung von Abhängigkeitsbeziehungen, denen sich der spätere Patient hilflos ausgeliefert erlebt, begünstigt haben. Während selbstpsychologische Autoren den Panikanfall als vorübergehende psychophysiologische Dekompensation sehen und der Angst des Patienten vor dem Anfall haltgebend begegnen, sehen objekt- und ichpsychologisch orientierte Autoren die Gefühlsambivalenz in der Abhängigkeitsbeziehung und insbesondere das Überwältigtwerden von negativen Gefühlen als psychodynamische Auslöser der Panikattacke. Panikattacken werden hier als Kompromissbildungen betrachtet, die es den Patienten ermöglichen, (1) sich als hilflos, bedürftig und ungefährlich zu präsentieren und damit ihre Aggression gegen ihre „Abhängigkeits"objekte zu verschleiern, (2) ihre Abhängigkeitswünsche hinter einer somatischen Präsentation zu verbergen und, (3) sie somit zumindest partiell erfüllen zu können.

Negatives Selbstbild erhöht Risiko von Depression

Aus den referierten psychodynamischen Modellen lässt sich auch erklären, warum es eine so ausgeprägte „Komorbidität" mit depressiven Störungen gibt: So können Selbstwahrnehmungen als schwach, inkompetent und hilflos zu Selbsteinschätzungen von Unzulänglichkeit oder geringem Selbstwertgefühl beitragen, die wesentliche Elemente bei der Entwicklung von Depressionen sind. Werden reaktive Aggressionen aufgrund von Enttäuschung gegen die eigene Person gewendet, können Selbsteinschätzungen überhand nehmen, selbst schlecht, wertlos oder nicht liebenswert zu sein. Umgekehrt kann die Wendung der Aggression gegen die eigene Person in einem depressiven Teufelskreis auch zu Phantasien führen, Strafe und Zurückweisung zu verdienen oder verlassen zu werden. Letzteres würde verständlich machen, warum – was seltener ist – auch eine depressive Verstimmung in eine Panikstörung einmünden kann.

Kurze Erwähnung finden soll auch der kognitiv-behaviorale Ansatz zur Erklärung der Panikstörung, in dem besonders der Aufschaukelungsprozess zwischen der ängstlichen Fehlinterpretation von Körperwahrnehmungen und der dadurch hervorgerufen Verstärkung der körperlichen Angstzeichen herausgearbeitet wird. Damit wird ein symptomerzeugender und -aufrechterhaltender Mechanismus hervorgehoben, der in den referierten psychodynamischen Krankheitsmodellen nicht differenziert ausgearbeitet wird.

Fehlinterpretation von Körpersensationen führt in „Teufelskreis der Angst“

Im psychophysiologischen Modell von Ehlers und Margraf (1993) wird die Zwei-Faktoren-Theorie von Mowrer (1960; ein konditionierter Stimulus löst Angst aus, die mit Vermeidungsverhalten beantwortet wird) durch die Preparedness-Theorie von Seligman (1971) und kognitive Ansätze erweitert. Dieses Modell beruht auf der zentralen Annahme, dass Angstanfälle in einem Aufschaukelungsprozess positiver Rückkopplung zwischen körperlichen Sensationen (wie z. B. Herzklopfen), deren Bewertung als Gefahr und der daraus resultierenden, wiederum mit körperlichen Sensationen einhergehenden Angstreaktion entstehen. Ein solcher Teufelskreis psychophysiologischer Rückkopplung scheint begünstigt zu werden durch individuelle Prädispositionen (Hyperventilationsneigung, erhöhtes physiologisches Aktivierungsniveau, erhöhte Aufmerksamkeit für interozeptive Reize), traumatische bzw. belastende Lebensereignisse und den Einfluss von Modelllernen (in Hinblick auf Gesundheitsverhalten, Bewältigung von Ängsten). Für die Entwicklung und Aufrechterhaltung der Panikstörung erscheint die kognitive Bewertung körperlicher Sensationen als gefährlich bzw. gesundheitsschädlich als ebenso wichtig wie die besonders leichte Erlernbarkeit bestimmter Reiz-Reaktionsverbindungen im Sinne der sogenannten Preparedness (z. B. fördert nach Seligman das evolutionär verankerte Sicherheitsbedürfnis das Erlernen der Angst vor großen und weiten Plätzen). Neurophysiologisch spielt das Furchtnetzwerk eine wesentliche Rolle (LeDoux, 2000). Ausgegangen wird von einer Überempfindlichkeit dieses Systems, z. B. aufgrund früherer traumatischer Erfahrungen. Antizipatorische Angst („Angst vor der Angst“), katastrophisierende Gedanken und phobische Vermeidung sind geeignet, dieses bereits überempfindliche System weiter zu destabilisieren.

3 Diagnostik und Indikation

3.1 Diagnostik

Nach den gegenwärtigen Bestimmungen der gesetzlichen Krankenversicherungen in der Bundesrepublik Deutschland stehen für die probatorischen Sitzungen, in denen die Diagnose und Indikation zu Behandlung gestellt und die Möglichkeit eines Behandlungsbündnisses geprüft wird, maximal fünf Sitzungen zur Verfügung. Diese gliedern sich bei psychodynamischen Behandlungen üblicherweise in das Erstgespräch, in die ausführliche biografische Anamnese und in die Behandlungsvereinbarung. Im Erstgespräch wird dem Patienten Raum gegeben, sich mit seinen Symptomen und seiner Persönlichkeit darzustellen. Der Psychotherapeut sammelt hier erste Informationen über die sich anbahnende Übertragungs-/Gegenübertragungskonstellation. Während dieses Prozesses wird der Therapeut darauf achten, ob er Zusammenhänge zwischen Symptom und den vom Patienten berichteten Ereignissen, Gedanken und Gefühlen herstellen kann und anhand von Probedeutungen prüfen, ob der Patient die angebotenen Verständnismöglichkeiten für sein Leiden und seine Situation annehmen kann und für sich als hilfreich erlebt.

Die Einleitung einer Behandlung nach den Prinzipien der Panikfokussierten Psychodynamischen Psychotherapie folgt grundsätzlich diesem Vorgehen; um ausreichende Informationen über die Paniksymptomatik und die sie begleitenden Gedanken, Gefühle und Erlebnisse zu erfahren, empfiehlt es sich, semistrukturiert vorzugehen und insbesondere auf Themen zu achten, die den Patienten unbehaglich oder abwehrend werden lassen. Die folgenden Empfehlungen decken die Bereiche ab, die wir als wichtig bei der Panikevaluation ansehen.

3.1.1 Exploration der Panikattacken

Bei der Exploration werden drei Bereiche thematisiert:

a) Detailliertes Erfragen der Symptome, die die ICD-10-Diagnose der Panikstörung rechtfertigen (z. B. unter Orientierung am SKID-I; Wittchen et al., 1997, S. 61–64).

b) Exploration von Situationen, die Paniksymptomen vorausgehen: Umstände, Gefühle, Stressoren (z. B. Verluste, Veränderungen des Wohnortes, Änderung von Verantwortlichkeiten am Arbeitsplatz, Veränderungen in Beziehungen zu wichtigen Bezugspersonen). Es ist anzuraten, besonderes Gewicht auf die Exploration der Panikattacken zu legen, die den Beginn der aktuellen Krankheitsepisode kennzeichnen. Sie ermöglichen oft, eine Hypothese dazu zu formulieren, aus welcher aktuellen Konfliktsituation heraus es zur Symptombildung gekommen ist.
c) Frühere Panikepisoden mit Symptomen, Gedanken, Gefühlen, Umständen des Beginns. Patienten mit Panikstörungen haben häufig vor der aktuellen Erkrankung in zugespitzen Belastungssituationen einzelne Panikattacken erlebt, ohne deswegen eine Behandlung aufzusuchen. Ihnen selbst sind diese Panikepisoden oft ohne Nachfragen nicht mehr präsent. Die Exploration dieser Episoden gibt wichtige Informationen zu den Beziehungskonstellationen, in denen der Patient starke negative Emotionen nicht meistern konnte.

Fallbeispiel

Herr D., ein Patient mit einer seit zwei Jahren bestehenden Panikstörung, erinnerte im Lauf der Behandlung, dass er vor vielen Jahren eine erste, singuläre Panikattacke gehabt habe, als er gemeinsam mit seiner Frau seine Mutter besucht habe und sie gemeinsam in ein Gasthaus gefahren seien, in dem er als Kind auch gemeinsam mit den Eltern zu Gast gewesen sei. Dort sei ihm plötzlich so schlecht geworden, dass er sich habe hinlegen müssen – heute sei ihm klar, dass es sich bei dieser Übelkeit um eine Panikattacke gehandelt habe. Auf die Frage der Therapeutin, ob er eine Idee habe, wodurch diese Panikattacke ausgelöst worden sein könnte, wurde der Patient zunächst sehr nachdenklich. Dann erzählte er eine Begebenheit, an die er – wie er sagte – schon „ewig" nicht mehr gedacht habe: Als kleiner Junge sei er manchmal mit seinem Vater an einen Fluss in der Nähe dieses Gasthauses gefahren, der Vater hätte an dem Fluss das Auto gewaschen und er hätte ihm dabei geholfen. Einmal sei das Auto nach dem Waschen nicht mehr angesprungen. Der Vater hätte ihn aufgefordert, sich ans Steuer zu setzen und hätte ihm gezeigt, wie er das Kupplungspedal durchtreten und langsam „kommen lassen" könnte – er sollte das Auto steuern und die Kupplung bedienen, während der Vater versuchen wollte, den Wagen anzuschieben. Der Vater habe geschoben, das Auto sei ins Rollen gekommen und er habe es nicht geschafft, „richtig" zu lenken, deshalb sei der Wagen mit den Vorderrädern ins Flussbett gerutscht – der Vater sei wütend über ihn hergefallen. Er selbst habe sich geschämt, so versagt zu haben und zugleich wahnsinnige Angst wegen des Wutausbruchs des Vaters bekommen.

3.1.2 Entwicklungsgeschichte

Bezüglich der Entwicklungsgeschichte sollten folgende Bereiche thematisiert werden:

- Wahrnehmung von Eltern und Familienleben mit dem Fokus darauf, wie die Familie Ärger, Angst und andere emotionale Themen handhabte; Erleben früher Verluste und Trennungen,
- Angstsymptome der Kindheit: Schulphobie, Schüchternheit, Kindheitsängste und -sorgen,
- Adoleszenz: Abhängigkeits-/Unabhängigkeitskonflikte, Beziehungen, Kämpfe bezüglich Kontrolle, Autonomie; Angstbewältigung; die Art, wie Ärger, Trennung und Sexualität gemeistert wurden,
- Beziehungen als Erwachsener: Art und Qualität der Beziehungen, die die Patienten mit bedeutsamen Bezugspersonen führen, einschließlich der Natur von Konflikten, das Ausmaß der Verantwortung, mit dem sich der Patient wohl fühlt; Behauptung vs. Passivität in den wesentlichen Beziehungen.

3.1.3 Eignung für eine psychodynamische Psychotherapie

Zusätzlich zur Diagnose nach ICD-10 und der Prüfung der Möglichkeit, ob sich sinnvolle psychodynamische Hypothesen zu den Umständen der Symptomentstehung formulieren lassen, muss der Therapeut eine prognostische Einschätzung bezüglich des Nutzens einer psychodynamischen Psychotherapie für den Patienten treffen. Hierbei ist die Fähigkeit eines Patienten, sich in Worten auszudrücken, ein wichtiger Aspekt seines Vermögens, vom Prozess einer psychodynamischen Psychotherapie zu profitieren. Es sollte geprüft werden, ob der Patient (zumindestens ansatzweise) über die Fähigkeit verfügt, psychologisch zu denken. Es sollte darauf geachtet werden, ob der Patient in der Lage ist, Beziehungen zu anderen zu beschreiben, psychodynamische Verbindungen nachzuvollziehen bzw. herzustellen, Gefühle in Worten auszudrücken. Wichtig ist auch zu prüfen, ob der Patient zumindest ansatzweise „Neugier" auf die mit den Panikanfällen verbundenen Konflikte zeigt.

Hierzu sollte der Therapeut im Evaluationsprozess aufkommende dynamische Themen aufgreifen, um die Fähigkeit des Patienten einzuschätzen, Verknüpfungen mit der psychologischen Bedeutung der Panik aufzugreifen bzw. herzustellen („Probedeutung"). Ein Patient, der dieses Material nutzen kann, wird wahrscheinlich die Aussagen des Therapeuten weiterführen, Details hinzufügen und die Formulierungen so ändern, dass sie genauer auf seine Situation zutreffen.

3.1.4 Somatische Differenzialdiagnosen

Für Psychologische Psychotherapeuten, die in Deutschland praktizieren, sieht der Antrag für die ambulante Psychotherapie die Einholung eines ärztlichen Konsilberichts vor; auch ärztlichen Psychotherapeuten ist anzuraten, durch ein Telefonat mit dem Hausarzt oder die Anforderung von Befundberichten mit Zustimmung des Patienten sicherzustellen, dass die vom Patienten während des Angstanfalls erlebten körperlichen Sensationen nicht auf eine körperliche Erkrankung zurückzuführen sind.

In der Regel sucht der Patient den Psychotherapeuten erst auf, wenn diverse ärztliche Untersuchungen keinen Hinweis auf eine den angstauslösenden Körpersensationen zugrunde liegende somatische Erkrankung erbracht haben; auch hier gebietet jedoch die Sorgfaltspflicht, die notwendigen Schritte zur somatischen Differenzialdiagnostik nicht zu versäumen.

3.2 Indikation

In der Vergangenheit war eine störungsspezifische kognitiv-verhaltenstherapeutische Psychotherapie (KVT) Behandlung der Wahl bei Panikstörungen, wie sie beispielsweise für den deutschen Sprachraum von Schneider und Margraf (1998) dargestellt worden ist. Sowohl für diesen wie für ähnliche, angloamerikanische Behandlungsansätze liegen zahlreiche Wirksamkeitsnachweise vor, die belegen, dass diese Behandlungen die Panikstörung erfolgreich bessern und in ihrer Wirksamkeit pharmakologischen Behandlungsansätzen deutlich überlegen sind (Sánchez-Meca, Rosa-Alcázar, Marín-Martínez & Gómez-Conesa, 2010; Subic-Wrana, Maucher & Beutel, 2006). Für die Panikfokussierte Psychodynamische Psychotherapie (PFPP) liegt bisher ein positiver Wirksamkeitsnachweis mit amerikanischen Patienten vor (Milrod et al., 2007); eine deutsche Studie, in der die PFPP in einem randomisierten, kontrollierten Design mit KVT verglichen wird, hat ermutigende Zwischenergebnisse gezeigt und ist zur Zeit in der Endauswertung (Subic-Wrana, Knebel & Beutel, 2010). Empirische, durch Studienergebnisse untermauerte Kriterien, die Auskunft darüber geben würde, welchem Patienten eher mit kognitiv-behavioraler Therapie und welchem Patienten eher mit PFPP zu helfen wäre, existieren damit zurzeit nicht.

Keine empirische Grundlage zur Differenzialindikation KVT vs. PFPP

Somit können für die Indikation einer Behandlung nach den Prinzipien der PFPP nur klinische Erfahrungen zu Rate gezogen werden. Sind die unter Kapitel 3.1 dargestellten Kriterien gegeben, verspricht eine PFPP-orientierte Behandlung – bezogen auf das Kriterium der Symptomreduzierung – Aussicht auf deutliche Besserung oder dauerhafte Heilung der Panikstörung. Nach bisheriger klinischer Erfahrung scheint weniger die Symptomstärke als der Wunsch und die Fähigkeit des Patienten, einsichtsorientiert zu arbeiten, zum Erfolg der Behandlung beizutragen. Konnte bereits in den probatorischen Sitzungen ein auf das Verständnis der Symptomatik ausgerichteter Dialog zwischen Patient und Behandler in Gang gesetzt werden, sollte es möglich sein, das in Kapitel 2 dargestellte psychodynamische Modell der Panikstörung nach Shear und Milrod auf die individuelle Situation des Patienten zu übertragen. Behandler, die mit der PFPP arbeiten wollen, werden angeregt, anhand des im Anhang auf S. 95 beigefügten Arbeitsblatts zu überprüfen, ob sie gemeinsam mit dem Patienten in den probatorischen Sitzungen ein Grundverständnis für die der Panikstörung zugrunde liegende Psychodynamik erarbeiten und so den Grundstein für eine wirkungsvolle Behandlung legen können.

Fallbeispiel Frau A.

Frau A., die in der Einleitung geschilderte Patientin, die die erste Panikattacke am Flughafen nach der Rückkehr von einer Fernreise erlitten hatte, hatte am Urlaubsort einen Mann kennengelernt, in den sie sich verliebt hatte. Sie war frei für eine Beziehung, denn sie war seit zwei Jahren von ihrem Mann getrennt und sorgte allein für ihre beiden Kinder, halbtags war sie berufstätig. Der neue Partner lebte an einem weit entfernten Ort, Frau S. sah sich wegen der Kinder an ihren eigenen Wohnort gebunden.

Frau S.' Biografie lässt sich stichwortartig wie folgt zusammenfassen:

- ältestes von drei Kindern,
- viel Streit zwischen den Eltern,
- sehr streng erzogen, Strafen der Eltern hat sie als willkürlich und unverständlich erlebt,
- die Eltern helfen ihr nicht, erwarten aber Hilfe von ihr,
- floh sehr jung in die Ehe mit deutlich älterem Mann, der sie ähnlich dominierte wie sie es von zuhause gewohnt war,
- während der Ehe haben die Eltern, die gegen die Ehe waren, den Kontakt zu ihr abgebrochen,
- das Scheitern der Ehe erleben die Eltern als Bestätigung ihrer Sicht, wenden sich Tochter (materiell) helfend zu – als Alleinerziehende mit kleinem Gehalt, die vom Mann oft keinen/zu wenig Unterhalt für die Kinder bekommt, ist Frau S. auf die Hilfe der Eltern angewiesen.

Individuelle Formulierung des psychodynamischen Modells

Abbildung 4 zeigt beispielhaft, wie aus biografischen Daten und den Informationen über die Auslösesituation der Panikstörung das prototypische Modell von Shear et al. (1993) auf den Einzelfall übertragen werden kann.

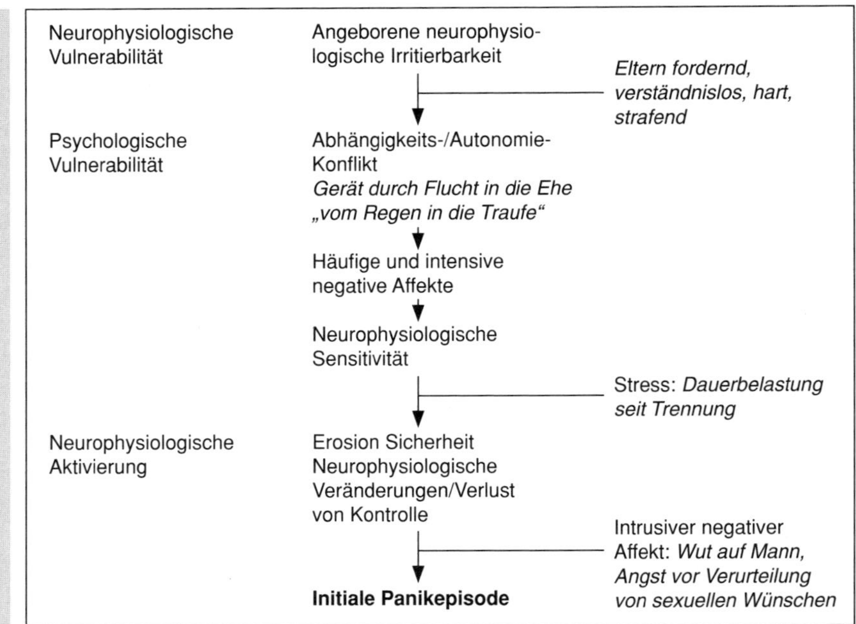

Abbildung 4: Individuelle Ausformulierung des psychodynamischen Verständnisses der Panikstörung nach Shear et al. (1993) für den Fall von Frau A.

Milrod, Busch, Cooper und Shapiro (1997) weisen darauf hin, dass trotz der erwiesenen Wirksamkeit der kognitiven Verhaltenstherapie mindestens ein Drittel der Patienten nicht auf diesen Behandlungsansatz anspricht. Der Versuch, diesen Patienten mit einer anderen Methode zu helfen, lässt es sinnvoll erscheinen, nach einer erfolglos verlaufenen verhaltenstherapeutischen Behandlung zu prüfen, ob eine PFPP-orientierte Behandlung angezeigt ist. Bei diesen – wie auch bei anderen Patienten, die keine Vorbehandlung haben – ist damit zu rechnen, dass Vorbehalte gegenüber einer einsichtsorientierten Psychotherapie bestehen oder dass der Patient sich zunächst bei der Mitarbeit in diesem Behandlungsansatz schwertut. Kapitel 3.3 gibt Hinweise dazu, wie hier der Aufbau einer therapeutischen Allianz gefördert werden kann.

Behandlungsbündnis für einsichtsorientierte Arbeit

3.3 Aufbau der therapeutischen Allianz

Für den Aufbau einer therapeutischen Allianz in den probatorischen Sitzungen werden folgende Empfehlungen gegeben:

Hilfreiche Beziehung. Der Therapeut sollte dem Patienten gegenüber ruhig, sicher und empathisch sein. Für viele Panikpatienten ist der Aufbau einer Arbeitsbeziehung zum Therapeuten der angsterregendste – und wichtigste! –

Teil der Behandlung. Diese Beziehung etabliert sich allmählich; die Offenheit und Bereitschaft des Therapeuten, die Symptome und Sorgen des Patienten zu diskutieren, wird eine solche Allianz fördern. Patienten mit Panikstörungen sind äußerst ängstlich und benötigen häufig ein hohes Maß an Rückversicherung, dass ihr Problem effektiv behandelt werden kann. Die Therapeuten sollten sich nicht zurückhalten, diese Versicherung zu geben, und den Patienten mitteilen, dass die Paniksymptome üblicherweise gut auf die Behandlung ansprechen. Falls eine psychodynamische Psychotherapie als indiziert angesehen wird, sollte der Patienten zur Aufnahme der Behandlung ermutigt werden. Am Ende der Evaluationsphase kann der Kliniker dem Patienten eine psychodynamische Formulierung seiner Entwicklungsgeschichte anbieten (Viederman & Perry, 1980), die eine psychodynamische Beschreibung der Bedeutung der Panikstörung beinhaltet.

Interesse für Symptomatik und Ermutigung zur Behandlung stärken das Behandlungsbündnis

Information über Diagnose und Behandlung. Im Gegensatz zu den kognitiv-behavioralen Behandlungen steht bei der PFPP Psychoedukation nicht im Mittelpunkt. Dennoch kommen einige psychoedukative Techniken zur Anwendung, z. B. sollte der Behandler schon während den probatorischen Sitzungen Informationen über die Diagnose und die neurophysiologischen Grundlagen der Störung geben. Der Therapeut sollte andere Therapieoptionen mit dem Patienten diskutieren und erklären, wie psychodynamische Psychotherapie arbeitet; er sollte z. B. darstellen, dass Träume, freie Assoziationen und Fantasien wichtige Elemente zum Verständnis unbewusster Prozesse sein können. Der Therapeut sollte Fragen des Patienten nach der Wirkungsweise der Behandlung ernst nehmen und den Behandlungsprozess sorgfältig erläutern. Diese Einstellung ist während der gesamten Behandlung wichtig, auch wenn der Prozess im Verlauf zunehmend durch Übertragungsfantasien beeinflusst wird.

Information über Behandlung und Diagnose unverzichtbar

Umgang mit Schwierigkeiten beim Aufbau einer therapeutischen Allianz. Einige Patienten engagieren sich bereitwillig im psychotherapeutischen Prozess und bemühen sich um ein Verständnis der psychologischen Ursprünge ihrer Erkrankung. Andere interessieren sich dagegen wenig dafür psychologischer Themen, die in Beziehung zu ihren Panikattacken stehen. Oft kann der Therapeut jedoch Neugier und Interesse des Patienten wecken, indem er aufzeigt, wie die Paniksymptome auf gegenwärtige und vergangene Verhaltensweisen bezogen werden können. Der Therapeut kann die Panik des Patienten mit Sorgen oder Beziehungsschwierigkeiten verknüpfen, die während seines ganzen Lebens bestanden haben.

Neugier auf psychologische Faktoren wecken

Patienten mit Panikstörung erleben ihre Symptome oft als sehr beschämend. Diese Schamgefühle stellen eine häufige Schwierigkeit dar, sie für die Behandlung zu gewinnen. Diese Patienten legen Wert darauf, sich selbst als „stark“ anzusehen und haben den Anspruch, Kontrolle über ihre Gefühle zu haben. Ihr Dilemma resultiert aus dem Umstand, dass die Panikattacken ihnen das Gefühl geben, unfähig, schwach und unreif zu sein.

Scham als Behandlungshindernis

Diese emotionale Ausgangslage kann ein Hindernis für den Beginn einer Behandlung sein, da die Patienten oft zu beschämt sind, das Ausmaß ihrer Symptome – sowohl sich selbst gegenüber wie gegenüber Angehörigen oder dem Therapeuten – einzugestehen. Der Therapeut sollte die Notwendigkeit der anfänglichen Symptomverleugnung anerkennen und darauf vertrauen, dass der Patient sich im Verlauf der Behandlung mit der Intensität seiner Angstsymptome auseinandersetzen wird.

Fallbeispiel

Herr E. hatte sich in einer psychosomatischen Ambulanz zur Beratung über Behandlungsmöglichkeiten seiner – wie er betonte – inzwischen „gar nicht mehr so schlimmen" Panikstörung angemeldet. Eine ambulante Psychotherapie schien indiziert, die Vermittlung eines Behandlungsplatzes erwies sich als schwierig. Unter Hinweis auf seine beruflichen Verpflichtungen hatte er alle Terminvorschläge, die ein erster ihm empfohlener Therapeut gemacht hatte, abgelehnt; zu einem zweiten Therapeuten kam kein Kontakt zustande, weil Herr E. – auch aus beruflichen Gründen – keine Möglichkeit sah, sich innerhalb der Telefonzeit des Therapeuten zur Terminvereinbarung zu melden. Schließlich wurde Herr E. an eine dritte Therapeutin vermittelt, der Ambulanztherapeut hatte ihr die Geschichte der gescheiterten Vermittlungsversuche mitgeteilt. Als Herr E. zur Terminvereinbarung anrief, betonte er, dass er aus beruflichen Gründen nur Abendtermine wahrnehmen könne, wenn dies nicht möglich sei, könne er eben keine Behandlung machen. Die Therapeutin ging auf Herrn E.'s „Bedingung" ein. Im Behandlungsverlauf wurde deutlich, dass er durchaus auch – bei seitens der Therapeutin notwendigen Stundenverlegungen – am späten Nachmittag zu Therapiesitzungen kommen konnte. Das anfängliche Beharren auf von ihm festgesetzte Behandlungszeiten hat dem Patienten ermöglicht, die Beschämung zu regulieren, die für ihn mit der Suche nach therapeutischer Hilfe einherging.

4 Behandlung

Die Panikfokussierte Psychodynamische Psychotherapie (PFPP) kann in verschieden Settings angewendet werden. In der ambulanten Praxis kann sie als Kurzzeittherapie (25 Sitzungen) oder als Langzeittherapie (50 bis 100 Sitzungen; Anzahl der Sitzungen am Rahmen ambulanter Behandlungen gesetzlich versicherter Patienten in Deutschland orientiert) durchgeführt werden. Eine Behandlungshäufigkeit von mindestens zwei Sitzungen wöchentlich ist empfehlenswert, damit der Patient eine ausreichend intensive Beziehung zum Therapeuten entwickeln kann, um Übertragungsdeutungen ein überzeugendes emotionales Gewicht zu verleihen. Die Behandlung nach den Prinzipien dieses Manuals ist jedoch auch bei einer Frequenz von einer Behandlungsstunde pro Woche möglich.

PFPP in verschiedenen Settings anwendbar

Zwei Behandlungsstunden pro Woche zur Stimulierung der Übertragung

Im stationären Setting kann das Vorgehen nach der PFPP zur Fokusbildung genutzt werden, auch hier sollte dann die einzeltherapeutische Arbeit mit einer Frequenz von zwei Sitzungen pro Woche durchgeführt werden.

Bereits bei einer Kurzzeittherapie hat sich die PFPP als effektiv bei der Reduzierung der Symptomatik erwiesen (Subic-Wrana et al., 2010); in diesem Setting kann der Anspruch einer tiefgreifenden Veränderung der auf den fokussierten psychodynamischen Konflikt bezogenen Verhaltens- und Erlebensmuster wegen der Kürze der Behandlung nicht eingelöst werden. Die klinischen Erfahrungen der Arbeitsgruppe von Barbara Milrod sowie die zur Verfügung stehende Literatur deuten darauf hin, dass dieser Ansatz aufdeckender Psychotherapie eine Symptomentlastung in der Regel innerhalb von 12 bis 20 Wochen bewirkt (Milrod & Shear, 1991). Agoraphobische Symptome (falls vorhanden) lösen sich manchmal langsamer, wenngleich sie oft gleichzeitig mit den Panikattacken zurückgehen.

Bei einer Langzeitbehandlung ist damit zu rechnen, dass – ähnlich wie bei der von Kernberg und Kollegen konzipierten übertragungsfokussierten Psychotherapie der Borderline-Störung (Clarkin, Yeomans & Kernberg, 2001) – eine auf den psychodynamischen Kernkonflikt bezogene Modifizierung der Verhaltens- und Erlebensstrukturen zu erreichen ist; empirische Daten hierzu liegen jedoch noch nicht vor. Auch bei einer Langzeitbehandlung sollte am Ende der probatorischen Sitzungen eine feste Vereinbarung über den angezielten Therapiezeitraum stehen, da sonst die Bearbeitung der Trennung vom Therapeuten, die einen Schwerpunkt der PFPP bildet, nicht klar genug fokussiert werden kann.

Vereinbarung der Behandlungszeit vor Behandlungsbeginn unverzichtbar

Im Folgenden wird zunächst eine kurze Übersicht über die drei Behandlungsphasen, in die sich die PFPP gliedert, gegeben, bevor die einzelnen Phasen anschließend ausführlicher vorgestellt werden. Die Stundenzahl, die für die jeweiligen Phasen in Anspruch genommen wird, richtet sich nach dem gewählten Setting. Wird die PFPP als Kurzzeittherapie durchgeführt, stehen für jede Behandlungsphase acht Sitzungen zur Verfügung – viele der vorgestellten Fallbeispiele stammen aus Kurzzeitbehandlungen mit der PFPP und demonstrieren, dass in diesem kurzen Zeitraum eine Einsicht in die interpersonellen Konflikte, die die Paniksymptomatik erzeugt haben und aufrecht erhalten, und eine ansatzweise Veränderung im Umgang mit diesen Konflikten zu erreichen ist. Wird die PFPP als Langzeitpsychotherapie durchgeführt, so steht vor allem für die mittlere Behandlungsphase, in der die mit der Symptomatik verknüpften Konflikte in der Übertragung durchgearbeitet werden, mehr Zeit zur Verfügung.

4.1 Allgemeiner Aufbau der PFPP-Behandlung

Aktive Exploration der Paniksymptomatik und der Auslösesituation

In der PFPP ist der therapeutische Fokus von Beginn an auf die Symptome der Panikattacken und die begleitende Agoraphobie gerichtet. Der Therapeut geht *frühzeitig und aktiv* den Erfahrungen des Patienten nach, die im Zusammenhang mit dem Panikbeginn stehen. In der *ersten Phase der Behandlung* zielen die Interventionen auf die Exploration der Panikattacken und die Besserung der Symptome ab. Der Therapeut konzentriert sich dabei auf die Umstände, die dem Beginn der Panikstörung vorausgegangen sind, die Gedanken und Gefühle des Patienten während der Panikattacken und die Bedeutung der Paniksymptome. Im Verlauf der Exploration kann der Therapeut bereits beginnen, psychologisch bedeutsame Themen aufzugreifen, die in der Genese der Panikepisoden eine Rolle spielen, wie z. B. die Konflikte, die mit Trennung, Ärger oder Sexualität in Verbindung stehen.

Durcharbeiten der psychodynamischen Konflikte in der Übertragung

In der *zweiten Behandlungsphase* werden die psychodynamischen Zusammenhänge, die die Paniksymptome auslösen sowie deren charakterologische Grundlagen tiefergehend analysiert. Durch die Aufdeckung der unbewussten Konflikte des Patienten versuchen Therapeut und Patient aktiv, die psychodynamischen Verbindungen zu Gedanken und Gefühlen während der Panikepisoden herzustellen. Während dieser Phase erlaubt die Intensivierung der Übertragung eine zunehmende Arbeit an Beziehungsmustern, wie sie sich in der therapeutischen Beziehung manifestieren. Das Ziel dieser Behandlungsphase ist die Reduktion der Vulnerabilität gegenüber Panikattacken durch die Bewusstmachung des emotionalen und interaktionellen Stils, der für den Patienten charakteristisch ist. Milrod und Kollegen (1997) gehen davon aus, dass die wesentlichen psychodynamischen Mechanismen, die in Verbindung mit der Panikvulnerabilität stehen, erfolgreich in einer Zeitspanne von 9 bis 12 Monaten bearbeitet werden können. Wie bereits gesagt, ist jedoch auch in einer Kurzzeitpsychotherapie ein erstes Erarbeiten dieser krankheitserhaltenden psychodynamischen Mechanismen möglich.

Phase 1 und 2 ineinander verschiebbar

Das Vorgehen nach den Charakteristika von Behandlungsphase 1 und 2 kann nach der Einleitung der Behandlung einander abwechseln. So ist bei erneutem Auftreten von Panikattacken jeweils deren sorgfältige Exploration nötig; andererseits können z. B. Übertragungskonstellationen bei einigen Patienten sehr früh in der Behandlung Bedeutung gewinnen.

Rechtzeitige Fokussierung auf das Behandlungsende zur Durcharbeitung der Trennung

In der *dritten Behandlungsphase* steht die Thematisierung des Behandlungsendes im Mittelpunkt der therapeutischen Arbeit. Es ist davon auszugehen, dass die Beendigung einer zeitlich begrenzten Therapie den Patienten mit Panikstörungen, die erhebliche Schwierigkeiten mit Trennung und Unabhängigkeit haben, die Wiederbelebung und Durcharbeitung dieser Konflikte in der therapeutischen Beziehung ermöglicht. Mit Trennungen verbundene Fantasien können artikuliert, verstanden und damit weniger angstbesetzt werden. Die Auseinandersetzung mit dem Therapieende sollte mindestens über das letzte Drittel der Behandlung erfolgen.

4.2 Phase 1: Behandlung der akuten Panik

Merke:

Um die Paniksymptome zu lindern, ist es notwendig, die unbewusste Bedeutung dieser Symptome aufzudecken. Hauptfelder der Behandlung bestehen aus der Exploration von Gefühlen und Umständen zu Beginn der Panikstörung, der Bedeutung der individuellen Paniksymptome und den Gedanken und Gefühlen, die Panikepisoden begleiten.

4.2.1 Exploration der Umstände und Gefühle zum Beginn der Panikstörung

Die PFPP richtet sich anfänglich auf psychologisch bedeutsame Zusammenhänge zwischen den ersten Panikattacken und den Situationen, in der sie aufgetreten sind. Oft beginnen Patienten frühe Sitzungen mit der Beschreibung der ersten Panikattacken, da sie von der Erinnerung an sie bedrängt werden.

Eine Vielzahl von Nachfragen ist in dieser Situation hilfreich:

- Was kommt Ihnen in den Sinn, wenn Sie jetzt über die Panik sprechen?
- Worüber könnten Sie sich Sorgen gemacht haben?
- Fällt Ihnen ein, ob es etwas Besonderes gab, das diese Situation/diesen Tag von anderen unterscheidet?

Merke:

Wenn die Patienten nicht selbst damit anfangen, den Beginn der Panikstörung zu beschreiben, sollte der Therapeut aktiv nachfragen und versuchen, die erhaltenen Informationen mit den Panikzuständen in Beziehung zu setzen.

Der Erstmanifestation der Störung vorausgegangene Belastungen und Konflikte sorgfältig explorieren

Im Verlauf der Sitzungen werden durch das Nachfragen spezifische Stressfaktoren sowie Gedanken und Gefühle deutlich, die dem Einsetzen der Panikstörung vorausgegangen sind. Als Beispiele dafür, wie der Therapeut Verbindungen zwischen Symptom und der Auslösesituation herstellen kann, können die folgenden Formulierungen dienen: „Zum Zeitpunkt Ihrer ersten Symptome waren Sie mit einem Freund in einem Restaurant essen, das bestimmte Erinnerungen wachrief" oder „Zum Zeitpunkt Ihrer ersten Attacke waren Sie alleine in Ihrem Zimmer und lasen etwas, das eigentümliche, beunruhigende Gedanken wachrief."

Fallbeispiel Frau A.

Frau A. erklärte sich selbst die erste Panikattacke, die sie am Flughafen nach der Rückkehr von einer Fernreise erlitten hatte, als körperliche Reaktion auf die Schwüle, die im Empfangsgebäude des Flughafens geherrscht habe. Die Exploration der Belastungen, die der Panikattacke vorausgegangen waren, zeigte, dass der Thailandurlaub eine erste Erholungspause war, nachdem sie über mehrere Jahre für ihre Kinder allein verantwortlich gewesen war, nachdem sie sich von ihrem Mann getrennt hatte. Sie war von ihrer Mutter zu diesem Urlaub eingeladen worden und hatte gehofft, dass sich die Mutter für ihre Sorgen und Nöte als alleinerziehende Mutter interessieren würde, hatte aber feststellen müssen, dass die Mutter ihre Zeit Bekanntschaften widmete, die sie am Urlaubsort gemacht hatte. Es gab jedoch nicht nur Enttäuschungen über die Mutter. Weiterer Konfliktstoff lag darin, dass die Patientin am Urlaubsort einen Mann kennengelernt und sich in ihn verliebt hatte. Er stammte zwar aus Deutschland, lebte aber weit vom Wohnort der Patientin entfernt – der Wunsch, mit dem Freund zusammen zu sein und die Verpflichtung gegenüber ihren Kindern waren nicht leicht miteinander zu vereinbaren. Der Patientin selbst waren bei Behandlungsbeginn Zusammenhänge zwischen diesen Beziehungskonflikten und dem Einsetzen von Panikattacken nicht bewusst.

4.2.2 Exploration der persönlichen Bedeutung der Paniksymptome

Panikpatienten beschreiben ihre Symptome in der Regel so, als seien sie „völlig überraschend und ohne klare Ursache“ aufgetreten. Auch die ICD-10 scheint diese Aussagen als kennzeichnend für die Natur dieser Krankheit gelten zu lassen. Die Untersuchung klinischer Interviews auf den Zusammenhang zwischen Symptommanifestation und wichtigen Lebensereignissen deutet jedoch darauf hin, dass bedeutsame Vorkommnisse typischerweise der Panik vorausgehen. Aus unserer Erfahrung bedeutet die Überzeugung eines Patienten, dass die Krankheit „aus dem Nichts“ kam, eine Abwehr gegen die intensiven Gefühle, die die vorausgegangenen Geschehnisse hervorgerufen haben. Der Therapeut sollte mit dem Patienten diese Lebensereignisse und deren emotionale Bedeutung untersuchen.

Individuelle Ausformung des Paniksyndroms verweist auf seine spezifische, im Symptomgeschehen eingebundene psychische Bedeutung

Die ICD-10 beinhaltet eine Liste von Symptomen, die zusammengenommen das Syndrom der Panikstörung beschreiben (vgl. Kapitel 1.1). Allerdings unterscheiden sich die Patienten, die die Kriterien für die Panikstörung erfüllen, in Hinblick auf ihr Symptomprofil; und die Panikgedanken, die die Attacken begleiten, variieren trotz des universellen Katastrophenthemas beträchtlich in ihrem spezifischen Gehalt. Geringe individuelle Variationen in der Paniksymptomatik tragen oft eine besondere psychologische Bedeutung für den einzelnen Patienten. Der Therapeut sollte jedes Symptom eingehend in Bezug auf seinen Ursprung und seine psychologische Bedeutung explorieren.

Fallbeispiel

Zu den Paniksymptomen von Herrn A. gehören u. a. Missempfindungen im Magen- und Darmtrakt. Nimmt er dort etwas wahr, was ihm ungewöhnlich vorkommt – z. B. ein Ziehen oder ein kurzer Schmerz –, gerät er sofort in heftige Angst. Mehrfach hat er – ausgelöst durch diese Angst – Internisten aufgesucht und auf Magen- oder Darmspiegelungen gedrängt. Der Vater des Patienten war an einem geplatzten Aortenaneurysma verstorben. Herrn A. ist bewusst, dass er bei körperlichen Irritationen im Magen-/Darmtrakt befürchtet, er könne erblich belastet sein und nun sei bei ihm ebenfalls ein Aneurysma geplatzt. Die Exploration der Beziehung des Patienten zum Vater zeigt, dass dieser sich – besonders als Kind – vor den Wutanfällen des Vaters sehr gefürchtet hat und die Phantasie hat, das Gefäß könne beim Vater im Rahmen eines Jähzornanfalls geplatzt sein. Sich selbst erlebt der Patient ebenfalls als jähzornig, die Befürchtung, er könne deshalb ein ähnliches Schicksal wie der Vater erleiden – also eine an den Vater geknüpfte Strafphantasie – war dem Patienten vor der Exploration der individuellen Bedeutung des Symptoms nicht bewusst verfügbar.

4.2.3 Gefühle während der Panikattacke

Obgleich die gegenwärtigen Definitionen der Panikstörung die Gefühle intensiver Angst betonen, legen die klinischen Daten nahe, dass die Patienten oft eine weite Spanne von Gefühlen in den Panikepisoden erleben. Mehrere Studien (Fava, Anderson & Rosenbaum, 1990; George, Anderson, Nutt & Linnoila, 1989; McGrath, Robinson & Stewart, 1985) beschrieben „Ärgerattacken" als eine Variante der Panikstörung. Unserer Erfahrung nach sind Zustände mit gehemmten ärgerlichen Gefühlen häufig bewusste oder unbewusste Begleiter der Panik. Darüber hinaus haben wir festgestellt, dass Paniksymptome oft andere emotionale Wertigkeiten mit sich führen. Sie können u. a. ein ambivalentes Verlangen nach einem abwesenden Objekt symbolisieren. Eine gründliche psychodynamische Aufarbeitung der Panikstörung sollte die Exploration dieser Gefühle und der damit verbundenen Themen beinhalten.

Panikattacke oft von Ärger oder Scham begleitet

Ein anderes, verbreitetes Gefühl während der Panikattacken ist die Beschämung über den erlebten Kontrollverlust. Die Patienten empfinden während dieser Episoden oft ein Gefühl von Verwirrung. Der Therapeut sollte versuchen, die Gefühle ans Licht zu bringen, die während der Panikattacken auftreten, da diese Gefühle das emotionale Netzwerk bilden, das die Symptome hervorruft.

Fallbeispiel

Wie im Manual vorgesehen, erkundigt sich die Therapeutin zu Stundenbeginn, ob Herr F. seit der letzten Sitzung unter Paniksymptomen gelitten habe. Der Patient sagt, am Samstagvormittag habe er sich plötzlich schwindelig und derealisiert gefühlt, wie er es von seinen Panikattacken kenne. Da er aber „ganz ruhig" bei sich zuhause gewesen sei, könne er sich keinen psychischen Auslöser dieser Symptome vorstellen und nehme an, er sei vielleicht in einen Unterzuckerungszustand geraten. Erst nach mehrmaligem Nachfragen der Therapeutin, wie er den Samstagvormittag denn im Einzelnen verbracht habe und ob nicht doch etwas Ungewöhnliches vorgefallen sei, erinnert sich der Patient, dass der Heizungsmonteur dagewesen sei, um nach einer Heizungsstörung zu sehen. Der Schwindel habe eingesetzt, als er gemeinsam mit dem Monteur den Heizungskeller wieder verlassen habe und die Treppe zur Wohnung hochgestiegen sei.

Fragen zu seinem Kontakt mit dem Heizungsmonteur beantwortet Herr F. zunächst eher zögerlich. Nach und nach stellt sich heraus, dass er den Heizungsmonteur schon seit einigen Jahren kennt – „immer der gleiche Depp" – und dass sich ein vertrauter Vorgang wiederholt hat: Der Monteur wird zur Routinewartung der Heizung gerufen, diese funktioniert kurz nach der Wartung nicht mehr und ein Notfalleinsatz wird fällig.

Durch das Nachfragen der Therapeutin kommt der Patient affektiv in Bewegung; in Wortwahl, Stimmmodulation und Gestik wird der Ärger über den Monteur deutlich spürbar. Dadurch wird eine Konfrontation möglich – warum wechselt Herr F. nicht die Wartungsfirma, wenn er mit ihrer Leistung so unzufrieden ist? Herr F. sagt, dass er sich in einer so heiklen Sache wie der Heizung auf die Handwerker angewiesen fühlt – die Firma sei zwar teuer und die Leistung schlecht, aber wenn die Heizung total ausfallen würde, käme eben auch jemand am Wochenende; er sei sich nicht sicher, ob er das bei einer anderen Firma erwarten könne.

Das durch die Exploration der panikauslösenden Situation zusammengetragene Material erlaubt nun eine auf die Spezifität der Situation zugeschnittene Konfliktformulierung – ob es sein könne, dass Herr F. seine Wut auf den Heizungsmonteur unterdrücken müsse, weil er sich auf ihn so angewiesen fühle, und dass hier – ebenso wie in anderen Situationen, die in anderen Stunden Thema gewesen seien – der unterdrückte Ärger die Angstsymptome ausgelöst haben könnte. Herr F. stimmt leicht widerwillig zu; er leugnet zwar nicht den in der Stunde so deutlich hervorgetretenen Ärger auf den Heizungsmonteur, merkt aber an, dass dieser Mann doch eigentlich gar nicht so wichtig für ihn sei. Diese Bemerkung führt die Therapeutin zu der eher beiläufigen Frage, was denn Frau F. von der Heizungsfirma halte. Herr F. sagt, in der Aufgabenteilung zwischen ihm und seiner Frau sei er für den Umgang mit Handwerkern zuständig – diese frage ihn z. B., warum er es nicht schaffe, eine kompetentere Firma zu finden, oder mache spöttische Bemerkungen darüber, was er sich von dem Heizungsmonteur alles bieten lasse. Neben Ärger wird nun auch die Beschämung benennbar, die Herr F. angesichts seiner Probleme mit der Wartungsfirma für die Heizung erlebt.

Beachte: Psychodynamische Konflikte

Durch die Exploration der Umstände und der Gefühle, die dem Beginn von Panik vorausgehen, können Therapeut und Patient ein besseres Verständnis der unbewussten Konflikte entwickeln, die zentral sind für die Genese der Panikstörung. Themen, die im Laufe der Zeit in der Therapie hervortreten, betreffen oft Konflikte, die mit Separation, Ärger und sexuellen Wünschen in Verbindung stehen. Der Therapeut sollte dem Patienten helfen zu verstehen, wie diese Konflikte zu Paniksymptomen führen.

4.2.4 Konfliktthema: Trennung und Unabhängigkeit

Klinische Beobachtungen legen nahe, dass Fantasien, die um Trennung und Unabhängigkeit kreisen, häufige Konfliktbereiche für Panikpatienten sind. Mehrere epidemiologische Studien stützen diesen Befund indirekt. In

Empirische Hinweise auf Beeinträchtigung der Autonomieentwicklung

der Yale-Familienstudie fanden Weissman, Leckman, Merikengas, Gammon und Prusoff (1984) beispielsweise, dass Panikstörungen der Eltern ein mehr als dreifaches Risiko für verstärkte Trennungsangst bei ihren Kindern im Alter von 6 bis 17 Jahren nach sich zogen. Rosenbaum et al. (1988) fanden, dass 84,6 % der Kinder von Eltern mit Panikstörungen und Agoraphobie eine Verhaltenshemmung zeigten; dies ist eine signifikant größere Häufigkeit als in einer Vergleichsgruppe von Kindern von Personen mit anderen psychischen Erkrankungen. Dieses Risiko kann auf genetische oder psychologische Vulnerabilität hindeuten. Zusätzlich legen retrospektive Untersuchungen der Kindheitsanamnesen von Erwachsenen und prospektive Studien von Kindern mit hohem Risiko für die Entwicklung von Angststörungen (Agoraphobie bei mindestens einem Elternteil) eine Beziehung zwischen Trennungsangst in der Kindheit und späterer Agoraphobie im Erwachsenenalter nahe (Leonard & Rapoport, 1989).

Reale oder befürchtete Verluste vor Manifestation der Panikstörung

Patienten berichten häufig, dass Lebensereignisse, die dem Beginn der Panikstörung vorausgehen, reale oder fantasierte Separation oder Verlust von ambivalent besetzten Objekten beinhalten. Panikstörungen gehen typischerweise mit der Furcht einher, allein zu sein und nicht eigenständig für sich sorgen zu können. Die Patienten befürchten, dass sie alleine nicht überleben könnten; sie benötigen oft einen sogenannten „phobischen Begleiter", der sie gegen diese und andere Gefahren schützt. Dieses Phänomen erklärt auch die gut bekannten Assoziation zwischen Panikstörung und Agoraphobie (American Psychiatric Association, 2009; Freud, 1895, 1926; Klein & Gorman, 1987).

Untersuchung der Angst vor dem Alleinsein enthüllt Abhängigkeits-/Autonomiekonflikt in der Kindheit

Die psychodynamisch-psychotherapeutische Behandlung von Panikstörungen muss daher die intensiven Ängste des Patienten vor Trennung und das Gefühl, dass er oder sie nicht alleine funktionieren kann, untersuchen. Diese Ängste haben ihre Wurzeln in konflikthaften Ereignissen in der Kindheit und sind verbunden mit anhaltenden interpersonellen Schwierigkeiten. Die frühen temperamentbezogenen und emotionalen Eigenheiten der späteren Panikpatienten wie z. B. ihre verminderte Angsttoleranz – beschrieben von Busch et al. (1991) und Shear et al. (1993) – initiieren einen Separations-/Individuationsprozess, der von Enttäuschungen und Konflikten belastet ist, und der in der späteren Kindheit und im Erwachsenenalter Schwierigkeiten mit der Modulation von Angst und interpersoneller Intimität mit sich bringt.

Manifestationen des Abhängigkeits-/Autonomiekonflikts in der Übertragungsbeziehung beachten

Diese Themen rücken notwendigerweise in den Vordergrund der sich entwickelnden Beziehung des Patienten mit dem Therapeuten. So fürchten viele Panikpatienten so „übermäßig abhängig" von ihren Therapeuten zu werden, wie sie es von anderen Personen in ihrem Leben sind. Diese Perspektive kann sich in der therapeutischen Situation auf vielfältige Weise manifestieren: Patienten verpassen Sitzungen oder, im anderen Extrem, kommen zu früh und warten stundenlang vor Sitzungen. Diese Ängste können die Fähigkeit einiger Patienten beeinträchtigen, sich in der Psychotherapie zu engagieren. Umgekehrt werden andere Patienten ziemlich abhängig vom Therapeuten; diese Patienten können mit steigender Furcht oder intensiver Traurigkeit auf Veränderungen bei den für die Behandlungsstunden verabredeten Zeiten und Ferien des Therapeuten reagieren. Das therapeutische Setting schafft damit Ansatzpunkte für die Wiederbelebung und Exploration der für die Panikstörung zentralen, um Trennung und Unabhängigkeit kreisenden Konflikte.

Fallbeispiel

Das folgende Fallbeispiel illustriert dem Umgang mit zunächst noch unbewussten, um Trennung, Unabhängigkeit und Angst vor Alleinsein zentrierten Konflikten. Frau G., eine Studentin, hatte wegen einer Panikstörung Behandlung gesucht. Schwindel und Übelkeit waren Leitsymptome in den sich bis zu Panikattacken steigernden Angstzuständen gewesen, an denen sie zu Beginn der Behandlung fast permanent gelitten hatte. Kurz nach Behandlungsbeginn war sie eine Liebesbeziehung zu einem gleichaltrigen Mann eingegangen – einerseits berichtete sie, dass sie sich nur in seiner Begleitung vor Panikattacken geschützt fühlte, andererseits klagte sie, dass sie sich von ihrem Freund sehr eingeengt fühle und nicht wisse, ob sie bei ihm bleiben solle. Die Bearbeitung des sich in dieser Ambivalenz ausdrückenden Abhängigkeits-/Autonomiekonflikts anhand von Erlebnissen und Erfahrungen, die die Patientin in dieser Beziehung machte, hatte viele Therapiestunden ausgefüllt.

Im letzten Drittel einer 25-stündigen Kurzzeittherapie hatte sich die Paniksymptomatik deutlich gebessert, die Patientin war wieder in der Lage, ohne ihren Freund auszugehen. Nach einer solchen Unternehmung kam sie in die Stunde und beklagte sich heftig darüber, wie sehr ihr Freund sie kontrolliere. Sie sei am Samstag bis zum frühen Morgen mit ihren Freundinnen auf einer Tanzveranstaltung gewesen und am nächsten Tag hätte ihr Freund ihr heftige Vorwürfe gemacht, dass er nicht hätte einschlafen können, weil sie ihn nicht wie versprochen mehrmals während des Abends angerufen hätte. Die Therapeutin explorierte detailliert den Verlauf des Abends und der Nacht – orientiert an den telefonischen Kontakten, die die Patientin mehrmals mit ihrem Freund gehabt hatte, und den Gedanken und Gefühlen, die sie dabei bewegt hatten. Es stellte sich heraus, dass der Freund bei einem Telefonat am früheren Abend vorgeschlagen hatte, dass sie sich am nächsten Tag melden sollte, wenn sie ausgeschlafen hätte. Einige Zeit später hatte die Patientin ihn von der Party aus „spontan" angerufen, weil ihr „langweilig" gewesen sei. Dabei habe sie angekündigt, sich zu melden, wenn sie den Heimweg antrete, es sei „schön" gewesen, mit ihm zu sprechen. Als sie gehen wollte, habe sie sich kurz gemeldet und versprochen, Bescheid zu geben, wenn sie zuhause angekommen sei. Dann habe sie aber Lust gehabt, noch weiter zu tanzen, und die Zeit sei schnell vergangen. Bis sie zuhause gewesen sei, seien einige Stunden vergangen, als sie sich gemeldet habe, sei der Freund „sauer" gewesen.

Die Therapeutin konnte der Patientin zeigen, wie die „Abwendung" des Freundes – sie sollten sich erst am nächsten Tag wieder melden – sie dazu gebracht hatte, sich ihrerseits zu melden, und wie anderseits Bindungsbemühungen des Freundes – sie sollte Bescheid geben, wenn sie zuhause angekommen war – sie dazu führten, sich ihrerseits abzuwenden (Weitertanzen), der Patientin wurde zugänglich, wie ihr scheinbar „spontanes" Handeln von untergründigen Gefühlen von Verlustangst („langweilig") und Einengungsangst motiviert worden war. Das weitere Durcharbeiten ähnlicher Szenen half der Patientin, den in der Liebesbeziehung virulent geworden Abhängigkeits-/Autonomiekonflikt zunehmend besser zu regulieren.

4.2.5 Angst vor Ärger und Wut

Ärger und Wut sind häufig Auslöser von Panikattacken, werden aber oft verleugnet

Klinische Beobachtungen legen nahe, dass Patienten mit Panikstörung große Schwierigkeiten haben, Ärger und damit verbunden Gedanken zu tolerieren und zu steuern (Busch et al., 1991; Shear et al., 1993). Furcht vor Ärger – zusammen mit bewussten und unbewussten Rachefantasien, die dieses Gefühl begleiten – löst oft Panikattacken aus. Um die Exploration von mit Ärger besetzten Themen und die sie begleitenden Fantasien zu erleichtern, sollte der Therapeut dem Patienten in einer nicht wertenden Art begegnen; zugleich muss der Therapeut deutlich machen, dass die Gefahren, die der Patient mit dem Erleben und Zeigen von Ärger verbindet, vornehmlich auf der Ebene seiner Fantasie existieren. Einige Patienten bestehen zu Beginn der Therapie darauf, dass sie selten, wenn überhaupt, verärgert sind; diese Verleugnung löst sich oft im Verlauf der Behandlung auf.

Die Exploration des Umgangs der Herkunftsfamilie mit Ärger kann wesentliche Informationen geben, die dem Patienten helfen, seine Angst vor eigenen ärgerlichen Gefühlen zu verstehen. Familiäre Schwierigkeiten mit dem Umgang mit Wut oder Feindseligkeit können sich auf vielfältige Weise manifestieren, einschließlich einer Vorgeschichte von Gewalterfahrungen in der Herkunftsfamilie. Kinder können den elterlichen Ausdruck von Angst so erleben, dass er die Bedeutung von Wut trägt. Beispielsweise sind Eltern oft besorgt um das Wohlergehen und die Sicherheit ihrer Kinder, wenn diese Erziehungsregeln brechen (z. B. später als erlaubt nach Hause kommen). Dies gilt besonders dann, wenn das Kind weiß, dass der Regelbruch die Eltern ärgert. Der Patient kann dieses unbewusste Verständnis der oft unausgesprochenen Bedeutung der Angst der Eltern in Fantasien inkorporieren, die den Ausdruck der eigenen Wut und der Angst vor ihr betreffen.

Merke:

Dem Patienten kann seine Angst vor Ärger und Wut nachvollziehbar gemacht werden, indem der Umgang mit Ärger und Wut in der Herkunftsfamilie exploriert wird.

Konflikte im Zusammenhang mit Ärger können die Fähigkeit von Panikpatienten behindern, ihre Gefühle und Fantasien in der Behandlung direkt zum Ausdruck zu bringen. Einige Patienten, die unkontrollierbare Wut der Eltern erfahren haben, haben ihre eigene Sicherheit als bedroht erlebt. Diese Angst kann ihre Beziehung zum Therapeuten beeinflussen, sodass sie nur widerstrebend ihren Ärger auf ihn oder auf Faktoren der therapeutischen Situation (z. B. Terminverschiebungen, das Honorar betreffende Ausfallsregelungen) zum Ausdruck bringen können. Es ist wichtig, dass der Therapeut die Erfahrungen, die der Patient mit dem elterlichen Ausdruck von Ärger und Wut gemacht hat, in sein Verständnis der psychodynamischen Bedeutung der Panikattacken integriert und sie beim Timing und der Struktur seiner Interventionen berücksichtigt.

Elternübertragung auf den Therapeuten hemmt den Patienten, Ärger in der Behandlung offen zu zeigen

Panikpatienten fantasieren oft, dass die direkte oder indirekte Äußerung eigener Wut dazu führt, dass sie von den Personen verlassen oder fallengelassen werden, auf die sie sich am meisten angewiesen fühlen. Unter anderem durch Projektionen eigener Ängste entstandene, meist nicht direkt bewusst zugängliche Mordfantasien, die mit Liebesgefühlen im Konflikt stehen, können zentral für ihre Schwierigkeit sein, Trennungen zu meistern. Ihre Angst, als unverzichtbar erlebte Bezugspersonen durch Widerspruch oder Separationswünsche zu beschädigen, ist nicht notwendig verknüpft mit tatsächlichen Erfahrungen der Kindheit; sie kann auch Kindheitsfantasien repräsentieren.

Ausdruck von Ärger ist direkt mit Angst vor dem Verlassenwerden verbunden

Aus den genannten Gründen zeigen Panikpatienten oft Hemmungen, diese Themen in der Psychotherapie anzusprechen. Da die Beziehung zum Therapeuten als Modell der Beziehung zu Personen dient, auf die sie sich sehr angewiesen fühlen oder gefühlt haben und die sie entsprechend ihrer teils bewussten, teils unbewussten Überzeugung vor den Kopf stoßen oder verlieren würden, wenn sie ihren Ärger offen zeigen würden, ist ihre Scheu groß, mit Ärger verbundene Konfliktthemen in der Therapie anzusprechen.

Fallbeispiel Frau A.

Frau A., die sich von ihrem als tyrannisch erlebten Ehemann getrennt hatte und mehrere Jahre lang alleine für ihre Kinder gesorgt hatte, hatte eine Panikstörung entwickelt, nachdem sie einen neuen Partner kennengelernt hatte, der weit entfernt lebte. Sie hatte rasch eine positive Beziehung zu ihrer Therapeutin entwickelt und fühlte sich von ihr sowohl in ihrem Ärger auf den Ex-Ehemann wie in ihrem Wunsch nach einer neuen Liebesbeziehung verstanden. Die Initialphase der auf 25 Stunden angelegten Kurzzeittherapie hatte zu einer weitgehenden Symptomreduktion geführt. In einer Intervisionssitzung hatten die Kollegen die Therapeutin darauf hingewiesen, dass sie es vermied, mit der Patientin Themen anzusprechen, die negative Gefühle auslösen und Ärger auf die Therapeutin wecken könnten (vgl. Kapitel 4.6.3). Die Patientin berichtete in einer der auf die Intervisionssitzung folgenden Stunden, dass sie bereits am Wohnort des Partners eine neue Stelle in Aussicht habe und plane, in wenigen Monaten gemeinsam mit den Kindern dorthin zu ziehen. Sie habe schon ein Vorstellungsgespräch vereinbart, zu dem sie in wenigen Tagen aufbrechen werde. Da niemand von ihren Plänen wissen solle, wolle sie die Kinder nicht bei ihrer Freundin, sondern bei ihrer Mutter unterbringen, fürchte jedoch, dass die Mutter sich – wie schon oft – nicht gut um die Kinder kümmern werde. Die Therapeutin hatte sie damit konfrontiert, dass sie es bisher vermieden hatte, mit den Kindern über die Umzugspläne zu sprechen. Die Patientin war heftig errötet und hatte „eingestanden", dass sie Angst vor der Reaktion der Kinder und des Ex-Ehemanns auf ihre Umzugspläne hatte.

Die Patientin hatte die darauffolgende Stunde wegen Krankheit abgesagt; als sie zur nächsten Stunde wieder erschien, stellt sich heraus, dass sie eine heftige Panikattacke erlitten hatte, als sie in Auto steigen und zur Therapie hatte fahren wollen.

Therapeutin (Th.): „Ich hatte den Eindruck, dass Sie in unserer letzten Stunde sehr aufgeregt waren, als ich gefragt habe, warum sie den Kindern bisher von Ihrem Umzugsplänen nichts gesagt haben."

Patientin (P.): „Ja, besonders als Sie gesagt haben, wenn ich den Kindern von meinen Plänen erzählt hätte, hätte ich sie auch während der Reise zum Vorstellungsgespräch bei meiner Freundin unterbringen können, war das wie ein Schlag auf den Kopf" (wird rot und macht eine Geste, als ob sie auf den Kopf geschlagen würde).

Th.: „Könnte es sein, dass es für Sie wie ein Schlag war, als ich gesagt habe, bei mehr Offenheit hätten Sie die Kinder nicht bei Ihrer Mutter unterbringen müssen, die sich früher nur sehr unzuverlässig um sie gekümmert hatte?"

P.: „Ich weiß ja selbst, dass meine Mutter oft nicht gut für die Kinder sorgt. Deswegen habe ich ja schon ein schlechtes Gewissen. Als Sie das dann auch noch gesagt haben, war das wie eine zusätzliche Strafe – so wie früher, wenn meine Eltern mich geschlagen haben, wenn ich meine Pflichten im Haushalt ihrer Meinung nach nicht ordentlich erledigt hatte."

Th.: „Mir kommt es so vor, als ob Sie sich von mir sehr ungerecht behandelt gefühlt haben. So, als ob ich kein Verständnis dafür hätte, dass Sie den Kindern aus Angst vor der Reaktion ihres Ex-Ehemanns noch nichts von Ihren Umzugsplänen gesagt haben."

P.: „Ja, das stimmt – ich habe mich auch über Sie geärgert."

Im weiteren Verlauf der Stunde konnte herausgearbeitet werden, dass die Patientin die Therapeutin innerlich mit ihren Eltern gleichgesetzt hatte, die auf ihre Autonomiewünsche häufig mit Unverständnis und Liebesentzug reagiert hatten. Sie hatte sich nie getraut, die dadurch ausgelösten Gefühle von Ärger, Enttäuschung und Verletztung offen zu zeigen – die Aussicht auf die Wiederbegegnung mit der in der Vorstunde als „verständnislos-strafend" erlebten Therapeutin, auf deren Verständnis sie sich zugleich angewiesen fühlte, hatte die Panikattacke ausgelöst, als sie sich auf den Weg zur nächsten Stunde machen wollte.

4.2.6 Sexualisierung der Panik

Obgleich Panikattacken oft im Kontext konflikthafter Feindseligkeit auftreten, gewinnen sie für einige Patienten über die häufig anzutreffenden Vorstellungen, bedrohlich erkrankt zu sein, zu sterben oder „verrückt zu werden", hinaus eine zusätzliche Bedeutung. Bei diesen Patienten haben die Panikepisoden neben der angsterzeugenden eine erregende Qualität, die oft eng an sadomasochistische sexuelle Konflikte geknüpft ist und so die Bindung an als unverzichtbar erlebte Bezugspersonen sexualisiert. Diese Patienten klagen oft sehr über ihre Panikattacken, erscheinen jedoch zurückhaltend und widerständig, wenn ihnen Möglichkeiten aufgezeigt werden, das Auftreten der Panikattacken zu begrenzen. Kann entsprechende Offenheit in der Therapie geschaffen werden, können diese Patienten einräumen, dass ihnen ihr Leben ohne die beständige Angst, mit der sie leben, „langweilig" erscheinen würde; die Attacken liefern ihnen Erregung und Ablenkung von solchen Themen, die sie in anderer Weise als die Panikattacken beunruhigen oder denen sie ratlos gegenüberstehen.

Sexualisierung der Panikattacken löst Widerstand aus, sie aufzugeben

Wie jedes Symptom können Panikattacken unterschiedliche Bedeutungen in der seelischen Ökonomie eines Patienten annehmen. Die Panikattacken können erst aufgegeben werden, wenn auch sekundäre psychodynamische Verstärker, wie z. B. ihre Sexualisierung, verstanden und alternative Wege, die an sie geknüpften inneren und interpersonellen Konflikte zu bewältigen, gefunden worden sind. Liegt eine Sexualisierung der Panikattacken vor, kommt es in der Beziehung zum Therapeuten oft zu Kämpfen, deren erregender Charakter dem Patienten häufig zunächst nicht bewusst zugänglich ist.

Fallbeispiel

Herr H., ein 19-jähriger Student, hatte täglich zahlreiche Panikattacken. Er trank täglich große Mengen starken Kaffees, die ihn in eine paniknahe körperliche Verfassung brachten. Als der Therapeut dieses Verhalten hinterfragte, sagte der Patient, er „liebe“ das Gefühl so „aufgedreht“ zu sein: „Es ist erregend.“

Herr H. wurde extrem ängstlich, wenn er sich passiv, „unmännlich“ oder verletzlich fühlte. Er war von seiner Mutter in der frühen Kindheit sexuell verführt worden und seine Furcht vor Passivität war eng mit dieser Vorgeschichte verknüpft. Indem er sich in einem Zustand selbstkontrollierter Beinahe-Panik hielt, schützte er sich vor dem verstörenden passiven Verlangen, das in den Panikattacken, die unkontrolliert über ihn hereinbrachen, in für ihn zu Beginn der Behandlung nicht bewusst zugänglicher Weise repräsentiert war.

In den Stunden kämpfte Herr H. oft mit dem Therapeuten darum, wer von beiden den Ablauf der Stunde bestimmte. Auch wenn er oft darum bat, „unterwiesen zu werden“ und Aufgaben zugewiesen zu bekommen – z. B. vom Therapeuten verpflichtet zu werden, seine Arbeit für die Universität zu erledigen –, versuchte er mit diesen Forderungen, die Kontrolle über den Therapeuten zu erlangen. Anfänglich hatte er Schwierigkeiten sein Kontrollbedürfnis anzuerkennen. Die Deutung der Übertragungsmanifestationen dieses Kontrollbedürfnisses eröffnete ihm einen ersten bewussten Zugang zu dieser Seite seines Verhaltens. Eine Szene aus dem zweiten Monat seiner Behandlung veranschaulicht dies.

P.: Sagen Sie mir, worüber ich reden soll. Ich werde nichts sagen, bis Sie mir ein Thema für heute gegeben haben. Ich könnte ja über Dinge sprechen, die unwichtig sind und so meine Zeit vergeuden.

Th.: Das klingt, als ob Sie sich sehr wünschen, dass ich Sie herumkommandiere, so dass Sie ohne meine vorherige Zustimmung nichts sagen wollen.

P.: Ja, ich weiß doch nicht, was wichtig ist. Sie wissen es. Sie wollen es mir nur nicht sagen.

Th.: Es scheint, dass Sie im Moment den Eindruck haben, dass ich Sie vernachlässige, Ihnen mein Wissen vorenthalte und dass Sie deshalb wütend auf mich sind. Ich habe den Eindruck, dass Sie und ich über dieses Thema immer wieder in einen Kampf geraten.

P.: Ich weiß (grinst und kichert).

Th.: Mir kommt es so vor, als ob Sie ein wenig Spaß daran hätten, mit mir zu kämpfen.

Herrn H. wurde allmählich bewusst, dass er diese Kämpfe sehr erregend fand. Er führte sie immer wieder herbei, grinste bei seinen Provokationen und wurde körperlich unruhig, wenn sie auftraten. Indem der Therapeut gemeinsam mit ihm die Hintergründe seines Bedürfnisses, ihn zu provozieren, und die dabei auftretende Erregung erkundete (u. a. Herstellung des Bezugs zur Verführung durch die Mutter, bei der der Patient dem Erregtwerden hilflos ausgeliefert war/Herausarbeiten der „Verkehrung ins Gegenteil", wenn Herr H. durch die Provokation des Therapeuten selbst den Erregungsgrad der gemeinsamen Szene kontrollierte), konnte er den Patienten dabei unterstützen, die Herstellung paniknaher Zustände durch übermäßigen Kaffeekonsum aufzugeben. (Fallbeispiel nach Milrod et al., 1997)

Sexualisierung oft an sadomasochistische Konflikte geknüpft, die sich in unbewusst als erregend erlebte Kämpfe mit dem Therapeuten spiegeln

Im folgenden Kasten sind die Strategien, die in der ersten Phase der Behandlung helfen, die individuelle Bedeutung der Paniksymptomatik und deren Beziehung zu zentralen, psychodynamisch wirksamen Konfliktthemen zu erarbeiten, als Übersicht zusammengefasst.

Zusammenfassung Phase 1: Behandlung der akuten Panik

Um die Paniksymptome zu lindern ist es notwendig, die unbewusste Bedeutung dieser Symptome aufzudecken. Dabei werden folgende Strategien angewandt:

A. Initiale Evaluation und frühe Behandlung:
   1. Exploration der Umstände und Gefühle zum Beginn der Panik
   2. Exploration der persönlichen Bedeutung der Paniksymptome
   3. Exploration der Gefühle und des Inhaltes von Panikepisoden

B. Psychodynamische Konflikte der Panikstörung:
   1. Trennung und Unabhängigkeit
   2. Ärger: Wahrnehmung, Umgang sowie Bewältigung des Ärgerausdrucks
   3. Sexuelle Erregung und ihre wahrgenommenen Gefahren

C. Erwartete Reaktionen auf Phase 1 der Behandlung:
   1. Besserung der Paniksymptome
   2. Reduktion agoraphobischer Symptome

4.3 Phase 2: Behandlung der Panikvulnerabilität

4.3.1 Arbeit mit der Übertragung

Im Verlauf der Psychotherapie fokussieren sich die Beziehungskonflikte des Patienten auf die Person des Therapeuten und lassen eine direktere Exploration zu. In diesem Kontext treten die den Panikattacken zugrunde liegenden unbewussten Fantasien hervor. Die Übertragung erlaubt dem Patienten, die in ihm in Bezug auf wichtige Beziehungen verankerten Überzeugungen und Handlungsbereitschaften sowie die damit verbundenen Gefühle in die therapeutischen Dyade einzubringen und innere wie antizipierte interpersonelle Konflikte im sicheren Rahmen der Psychotherapie zu erkunden.

Panikzeichen auf ihre Bedeutung in der Übertragungsbeziehung hinterfragen

Der sorgfältige Fokus auf der Übertragung ist ein zentrales therapeutisches Element in der psychodynamischen Psychotherapie; die adäquate Bearbeitung kann dem Patienten helfen, die Anfälligkeit für ein erneutes Auftreten von Paniksymptomen zu reduzieren. Das Auftreten von Panikprodromen, von Attacken mit leichter Symptomatik oder voll ausgeprägten Panikattacken im psychotherapeutischen Setting kann dem Therapeuten helfen, spezifische Panikursachen zu erkennen, die dem Patienten ansonsten unzugänglich wären. Dieses Ziel erreicht der Therapeut, indem er sorgfältig exploriert, welche Gefühle und Gedanken „im Hier und Jetzt" die Paniksymptome evoziert haben. Dies schließt ein, dem Patienten aktiv die Möglichkeit anzubieten, dass Verhaltensweisen des Therapeuten die Panikreaktion evoziert haben könnten.

Am Fokus der Panik festhalten, aber dem Patienten die Gestaltung des Themas überlassen

Die Übertragung liefert einen wichtigen Einblick in die dem Patienten teils bewussten, teils unbewussten Beziehungsvorstellungen. Damit sich die Übertragung entfalten kann, sollte der Therapeut sorgfältig vermeiden, die Behandlungsbeziehung durch Themen zu beeinflussen, die er selbst in das Behandlungssetting einbringt. Darüber hinaus sollte die Haltung des Therapeuten nicht wertend sein. Selbst wenn die Ängste und phobischen Befürchtungen des Patienten extrem unrealistisch erscheinen, sollte sie der Therapeut als reale Sorgen auffassen. Die diesen Ängsten zugrunde liegenden Fantasien beruhen auf einer wesentlichen „historischen", d. h. in den primären Beziehungen gesammelten Kernerfahrung, die untersucht und verstanden werden muss – und nicht einfach abgetan werden sollte. Die Zentrierung der Behandlung auf die Panikstörung könnte als widersprüchlich zu der Aufforderung erscheinen, das Thema der Behandlung nicht von therapeutischer Seite zu bestimmen. Da die Behandlung der Panikstörung und der ihr zugrunde liegenden psychodynamischen Konfliktthemen jedoch gemeinsam zu Behandlungsbeginn als Fokus der Behandlung vereinbart worden ist, ist das Umgehen dieser Thematik als Vermeidung zu sehen, deren Bedeutung – auch in Bezug auf die Übertragung – erkundet werden sollte. Fällt dem Therapeuten auf, dass der Patient nicht von selbst als mit der Panikstörung zusammenhängend identifizierte Themen weiterverfolgt, nicht erwähnt, ob die Symptomatik seit der letzten Stunde erneut aufgetreten ist oder auf eine entsprechende Nachfrage ausweichend antwortet, so sollte er dies dem Patienten spiegeln und mit ihm gemeinsam die Hintergründe dieses Vermeidungsverhaltens erkunden (z. B. Wurden Themen berührt, die der Patient gegenüber dem Therapeuten als beschämend erlebt? Erlebt der Patient die Schilderung von erneutem Auftreten der Symptome als indirekte Kritik am Therapeuten?).

Viele extrem ängstliche Patienten versuchen, ihre Therapeuten aktiv in den Kampf mit ihren Entscheidungsschwierigkeiten einzubinden, um sich dadurch von der Angst zu befreien, die das Treffen von Entscheidungen begleitet. *In diesen Fällen sollte der Therapeut auf jeden Fall vermeiden, einen Rat zu geben!* Das Ziel von Psychotherapie ist es, dem Patienten dabei zu helfen, seine eigenen Entscheidungen zu treffen und zu verstehen, warum diese so angsterzeugend sind, und nicht die Aufgabe zu übernehmen, sein Leben für ihn zu steuern.

Entscheidungen nicht abnehmen, sondern Hintergründe der Angst vor Entscheidungen explorieren

Die Patienten können Reaktionen auf den Therapeuten als reale Person zeigen. Aber auch diese Reaktionen sind durch zugrunde liegende unbewusste Fantasien beeinflusst, die der Patient verstehen lernen muss. Der Therapeut sollte daher Gefühle und Fantasien des Patienten über die Behandlung und den Therapeuten beachten, als Ausdruck der subjektiven Welt des Patienten anerkennen und dann gemeinsam mit dem Patienten ihre vorbewussten oder unbewussten Quellen explorieren (z. B. Können Sie sich an eine Situation erinnern, in denen Sie ähnliche Gefühle/Gedanken gehabt haben?).

Die Art und Weise des Patienten, Gefühle über die Behandlungssituation und seine Reaktion auf den Therapeuten zum Ausdruck zu bringen, bestimmt, wie rasch und direkt der Therapeut die Übertragung ansprechen kann. Zu langes Beharren des Therapeuten auf einem Übertragungsthema oder das Verpassen von Hinweisen auf die Übertragung kann die Ängste des Patienten verstärken, dass der Therapeut auf ihn gerichtete negative Gefühle des Patienten nicht ertragen kann. Häufig hat der Patient die Reaktion seiner Eltern auf diese Gefühle als aversiv erlebt. Der Therapeut sollte Übertragungsanalogien ziehen, wann immer es möglich ist.

Vermeidung der Benennung von Anzeichen negativer Übertragung bestärkt Patienten in der Angst vor Ärger

Der Panikpatient kann ein frühes und massives Beharren auf Übertragungsdeutungen als einen Angriff oder ein Eindringen durch den Therapeuten erleben. Der Patient kann der Übertragungsdeutung mit Ärger und Verleugnung begegnen, wenn der Therapeut sie mit zu viel Nachdruck verfolgt. Wenn ein Patient beim Ansprechen seiner Gefühle gegenüber dem Therapeuten ärgerlich oder ängstlich wird, sollte der Therapeut dieses Phänomen aufzeigen, bevor er weitere Übertragungsbeobachtungen mitteilt. Ebenso sollte ihm bewusst sein, dass Übertragungsdeutungen auf Hypothesen beruhen und damit fehlerhaft sein können, und deshalb sorgfältig explorieren, warum der Patient sich missverstanden gefühlt hat. Diese Interventionen führen oft zu wertvollen Einsichten über den Widerstand des Patienten gegen ein Verständnis der Übertragung und seine Art, die Beziehung zum Therapeuten zu gestalten und wahrzunehmen. Es werden sich darin auch die Probleme des Patienten mit wichtigen Beziehungen in anderen Lebensbereichen widerspiegeln.

Nicht auf Übertragungsdeutungen beharren

Grund für ihre Ablehnung gemeinsam mit Patienten erkunden

Einige Panikpatienten vermeiden es gänzlich, ihre oft intensiven Gefühle dem Therapeuten gegenüber zu erwähnen oder sich zu gestatten, diese

„Rückübersetzung“ von Somatisierung in Gefühlszustände, die in der Übertragung zum Therapeuten entstanden sind

überhaupt wahrzunehmen – ähnlich ihrem Umgang mit intensiven Gefühlen in anderen Beziehungen. Dies kann die Somatisierung als Weg zur Vermeidung psychischen Unbehagens begünstigen. Diese Patienten können eine intensive Übertragungsbeziehung erleben, ohne sie jemals anzusprechen; wenn der Therapeut dem Patienten erlaubt, die Auseinandersetzung mit diesem Thema im Verlauf der Behandlung zu vermeiden, kann dies die Reduktion der Panikvulnerabilität durch das Durcharbeiten „typischer“, Panik vozierender Beziehungskonflikte beeinträchtigen.

Merke:

Bei Abwehr Verschiebungen nicht sofort deuten oder zunächst nur die Abwehr benennen.

Wenn der Therapeut in der Beschreibung einer anderen Beziehung leicht eine Verschiebung der Übertragung beobachten kann, ist es ihm durch die Fokussierung auf die extratherapeutische Beziehung manchmal möglich, seine Übertragungsdeutung weiter zu verfolgen, bis der Patient seine Gefühle über den Therapeuten leichter äußern kann. Ein anderer Ansatz in dieser Situation zielt auf die Spiegelung der Zurückhaltung des Patienten ab: Der Therapeut kann dem Patienten seine Beobachtung mitteilen, dass „es eine uns bekannte Sache ist, dass Sie es nicht wünschen, irgendwelche Gefühle über mich zuzugestehen“.

Fallbeispiel

Frau I., eine 24-jährige Patientin mit Panikstörung berichtete in den Therapiesitzungen häufig unter großer Aufregung, dass sie sich von der Reaktion ihrer Freundinnen verletzt gefühlt hatte, wenn sie diese hatte beeindrucken wollen. Sie zählte viele Situationen auf, in denen sie sich beleidigt gefühlt hatte. In ihrer Vorstellung waren diese Beleidigungen mit voller Absicht erfolgt.

In der Behandlung schien sich Frau I. auch häufig durch die Therapeutin beleidigt zu fühlen. Diese Vorstellung schien durch Gespräche über den Zeitrahmen der therapeutischen Gespräche und die Tatsache, dass die Therapeutin einmal fünf Minuten zu spät zu einer Sitzung gekommen war, verstärkt worden zu sein. Frau P. äußerte jedoch ihre Verletztheit nicht offen. Stattdessen machte sie ihrer Therapeutin gegenüber unbekümmert klingende Kommentare über die „Geschäftigkeit der Ärzte“ und beklagte, dass sie wohl sehr viel Mühen bereiten würde. Bei mehreren Gelegenheiten hatte die Therapeutin versucht, die Bedeutung dieser Nebenbemerkungen direkt anzusprechen, Frau I. verleugnete jedes Mal, sich durch die Therapeutin verletzt zu fühlen; sie schien jedoch immer stark irritiert darüber zu sein, dass die Therapeutin das Thema angesprochen hatte.

Der folgende Dialog fand nach 9 Monaten Therapie statt.

P.: Dies hat wirklich nichts mit Ihnen zu tun; das ist einfach nur die Art, in der ich rede.

Th.: Sie scheinen nicht gerne darüber nachzudenken, warum Sie gesagt haben, dass Sie das Gefühl hätten, Ihre Probleme stünden mir im Weg.

P.: Ach, es ist einfach nur mein Kram. Es ist irrational, nehme ich an. Jedenfalls ist es peinlich.

Th.: Warum?

P.: (weint) Ich fühle mich so abhängig. Ich hatte mir vorgenommen, dass es nie soweit kommen sollte. Wie kann ich Ihnen jemals so viel bedeuten wie Sie mir? Manchmal habe ich das Gefühl, ich lebe nur von Sitzung zu Sitzung, aber am Ende der 50 Minuten gehen Sie einfach weg und leben Ihr Leben weiter, und ich bleibe zurück und warte.

Th.: Was hat es Ihnen so schwer gemacht darüber zu reden? Ich merke doch, dass es für Sie ein ganz wichtiges Thema ist.

P.: Ich hatte einfach Angst, dass ich Sie ganz verlieren würde, wenn ich all das nicht für mich behielte. (Fallbeispiel nach Milrod et al., 1997)

Dieses Beispiel zeigt, wie das Ansprechen der Übertragung Patienten helfen kann, „eingefahrene“ maladaptive Verhaltensweisen im Umgang mit anderen zu verändern.

4.3.2 Durcharbeiten

Beim Durcharbeiten werden die anhand spezifischer Szenen und Beziehungen mit dem Patienten erarbeiteten Erkenntnisse über Konfliktthemen, seine emotionale Reaktion darauf und seinen Umgang damit auf andere Beziehungen und Lebensbereiche erweitert; zum Durcharbeiten zählt ebenfalls die gemeinsame Reflektion über Versuche des Patienten, neue Umgangsweisen mit diesen Konflikten zu erproben. Dies hilft dem Patienten, die Anfälligkeit für Paniksymptome zu reduzieren; im Prozess des Durcharbeitens lernt der Patient die Faktoren zu verstehen, die zu dieser Anfälligkeit beitragen.

Verknüpfung von Paniksymptomen mit ähnlichen Konfliktthemen aus unterschiedlichen Lebensbereichen

Behandlungstechnisch ist das Durcharbeiten durch die Notwendigkeit gekennzeichnet, eine spezifische Deutung auf unterschiedliche Kontexte zu beziehen, in denen ähnliche intrapsychische Konflikte in ähnlicher Weise bewältigt werden, um so dem Patienten sich wiederholende Muster in seinem Erleben und Verhalten bewusst zu machen. Dies hilft den Patienten anzuerkennen, dass sie nach ihnen vorher nicht wahrnehmbaren Mustern agieren und dass damit das Entstehen von Panikattacken nicht zufällig oder willkürlich ist. Meist gelingt es den Patienten besser, ihre privaten und beruflichen Beziehungen zu gestalten, wenn ihnen bewusster wird, wie spezifische innere Konflikte die verschiedenen Bereiche ihres Lebens beeinflussen.

Der Therapeut sollte sich vergegenwärtigen, dass sich Panikpatienten selten durch eine einzige Deutung, gleichgültig wie zentral sie ist, wesentlich verändern, und dass die Wirksamkeit der Deutung eines konfliktbezogenen Verhaltens- und Erlebensmusters in verschiedenen Kontexten davon abhängt, wie der Therapeut den Patienten auf die Deutung vorbereitet und wie er die Deutung formuliert hat. Wird eine Deutung als Frage formuliert (Könnte es sein dass …?), so kann sie vom Patienten umformuliert und modifiziert werden, was sie in größere Nähe zu seiner eigenen Erfahrung bringt. Aber eine negative Reaktion auf eine Deutung muss nicht bedeuten, dass sie falsch ist; der Patient mag einfach noch nicht bereit sein, die neue Sichtweise anzunehmen. Dennoch sollte der Therapeut die Reaktion des Patienten ernst nehmen und seine Interpretation oder Formulierung gegebenenfalls überdenken.

Ziel des Durcharbeitens: Patient kann Panikauslöser erkennen und konstruktiv darauf reagieren

Patienten mit Panikstörung haben, bedingt durch die Natur ihrer Symptomatik, häufig Schwierigkeiten, ihre oft überwältigenden Gefühle mit intellektuell verstehbaren Einsichten zu verknüpfen. Daraus resultierend kann der Prozess des Durcharbeitens verlängert und von der Schwierigkeit geprägt sein, Verbindungen zwischen verschiedenen Lebensbereichen herzustellen und die Ähnlichkeit der sich darin abzeichnenden Konfliktmuster anzuerkennen. Fragen der Therapiedauer hängen von u. a. von der Einschätzung des Therapeuten ab, ob das Durcharbeiten so weit vorangeschritten ist, dass der Patient auch unter Belastungen vor einem Rezidiv der Panikstörung geschützt ist. Hierzu sollte der Therapeut einschätzen, ob dem Patienten die psychischen Auslöser der Panikattacken bewusst sind und ob er Wege entwickelt hat, konstruktiver als in der Vergangenheit mit panikauslösenden Situationen umzugehen.

Überschätzung der Abhängigkeit von und Unterschätzung des Ärgers auf „wichtige andere" sind typische Themen

Das Durcharbeiten geschieht sowohl außerhalb wie innerhalb des therapeutischen Settings. Die Patienten denken darüber nach, was sich in der Behandlung ereignet hat (z. B. Übertragung) und besprochen worden ist, und unternehmen Schritte, um die neu gewonnene Erkenntnis zu veränderten Einschätzungen (Wahrnehmung der eigenen Position und den vermuteten Gedanken, Gefühlen und Intentionen der anderen) und verändertem Verhalten in „panikspezifischen" Konfliktsituationen zu nutzen. Für Panikpatienten, die sich in den Panikepisoden häufig als machtlos, passiv oder hilflos erleben, beinhaltet der Prozess des Durcharbeitens oft eine Erkenntnis darüber, dass sie sich passiv verhalten und sich dadurch von anderen als extrem abhängig erleben; diese Patienten können allmählich ihre Panik meistern, indem sie lernen, aktiver für sich zu sorgen. Zusätzlich nehmen die Panikpatienten oft im Verlauf der Psychotherapie verdrängten oder nicht eingestandenen Ärger oder Wut zunehmend wahr. Ein zunehmendes

Bewusstsein und Annehmen dieser Gefühle kann zu wirkungsvolleren und direkteren Interaktionen mit anderen führen.

Zusammenfassung Phase 2: Behandlung der Panikvulnerabilität

Wir nehmen an, dass zur Verminderung der Panikvulnerabilität die zugrunde liegende Dynamik verstanden und verändert werden muss. Dazu muss die Psychodynamik, oft durch ihre Manifestation in der Übertragung, zusammen mit dem Patienten erkannt werden. Die folgenden Strategien werden angewandt:

A. Bearbeiten von Konflikten in der Übertragung

B. Durcharbeiten

C. Erwartete Reaktionen auf Phase 2 der Behandlung:
   1. Verbesserung der Beziehungen
   2. Weniger konflikthafte Erfahrung von Trennung, Ärger und Sexualität
   3. Reduktion der Vulnerabilität gegenüber dem Wiederauftreten von Panik

4.4 Phase 3: Beendigung

Die für Panikpatienten typischen Konflikte kreisen oft um die Vorstellung, dass Unabhängigkeit mit der Trennung von wichtigen anderen und nachfolgender Verlassenheit verbunden ist. Diese emotional hoch aufgeladenen Themen bilden oft einen Fokus der Exploration in der psychodynamischen Psychotherapie mit Panikpatienten; Trennungen von bedeutsamen anderen treten häufig als Vorläufer von Panikattacken auf. In der Übertragung können Panikpatienten empathisches Versagen durch den Therapeuten als Verlassenwerden erleben; diese Gefühle bringen die um Autonomie und Abhängigkeit kreisenden Konflikte – und manchmal die damit verbundenen Paniksymptome – in den Vordergrund. Neben diesem emotionalen „Verlassen-Sein" bieten reale Unterbrechungen der therapeutischen Beziehung wie Urlaube des Therapeuten und die Zeit zwischen den Sitzungen Gelegenheiten, die Reaktionen des Patienten auf Trennung zu explorieren.

Angst vor Verlassenwerden vs. Wunsch nach Unabhängigkeit

Merke:

Der Umgang mit Trennungen bietet Zugang zu den panikauslösenden Konflikten.

Ein wesentlicher Aspekt des Durcharbeitens von Trennung und der damit für den Patienten verbundenen Gedanken und Gefühle fokussiert auf die Fähigkeit des Patienten, Ärger auf das ihn verlassende oder festhaltende Objekt zu empfinden, ohne sich davon so bedroht zu fühlen, dass eine Trennung unmöglich wird. Dieses Thema löst in Panikpatienten, die sich häufig als abhängig und hilflos erleben, offene Angst oder deren z.T. massive Abwehr hervor und erfordert, wiederholt Erfahrungen von Trennung durchzuarbeiten. Auch wenn diese Themen während der gesamten Behandlung einen wichtigen Fokus bilden, bietet die Beendigung der Behandlung Gelegenheit, in der therapeutischen Beziehung die mit der Trennung verbundenen Gefühle und Gedanken durchzuarbeiten. Gerade die Beendigungsphase der Therapie führt beim Patienten oft zu einer Verstärkung der Gefühle von Verletztheit und Verlassenwerden, aber auch des Ärgers auf den „sich entziehenden" Therapeuten. Das Durcharbeiten dieser Gefühle und der an sie geknüpften Erinnerungen und Fantasien bietet Gelegenheit, beim Patienten das Erleben von Unabhängigkeit und Kompetenz zu stärken. Wenn der Therapeut vermittelt, dass er zwar das Ende der gemeinsamen Arbeit bedauert, aber respektiert, dass der Patient nun seiner eigenen Wege geht und ihm zutraut, diesen Schritt erfolgreich zu bewältigen, setzt er einen Kontrapunkt zu der häufig von Panikpatienten gemachten Erfahrungen, denen besonders von den primären Bezugspersonen vermittelt worden ist, dass sie eine Trennung nicht billigen und dem Patienten Eigenständigkeit weder zugestehen noch zutrauen.

Durcharbeiten des Behandlungsendes kann Eigenständigkeit des Patienten stärken

Verselbstständigung wird toleriert und unterstützt

Häufig ist zu beobachten, dass sich die Paniksymptomatik einstellt, sobald sich der Patient innerlich an den Behandler gebunden hat – dies kann schon nach wenigen Behandlungsstunden der Fall sein. Die Symptomfreiheit wiederum führt gelegentlich dazu, dass der Patient die Behandlung beenden möchte. Obgleich eine solche Trennung in einigen Fällen angemessen sein kann, sollte der Therapeut daran denken, dass die „Flucht in die Gesundheit" Hinweis darauf sein kann, dass der Patient Angst haben könnte, die Affekte und Konflikte anzugehen, die während der Panikepisoden unbewusst bleiben. Diese Beweggründe, die Behandlung vorzeitig zu beenden, sollten mit dem Patienten angesprochen werden, es sollte auch darauf hingewiesen werden, dass die verfrühte Beendigung der Behandlung – in der auf das Durcharbeiten panikauslösender innerer Konflikte verzichtet wird – die Gefahr eines Wiederauftretentens der Paniksymptomatik mit sich bringt.

Die folgenden Fallbeispiele zeigen zwei unterschiedliche Behandlungsbeendigungen, die durch die Möglichkeit der Patienten, Nähe zuzulassen und damit auch Trennungsängste eher oberflächlich oder vertieft durchzuarbeiten, bestimmt sind.

Fallbeispiel: Frühe Beendigung bei starker Bindungsangst

Herrn J.'s Paniksymptome lösten sich nach drei Sitzungen psychodynamischer Psychotherapie auf. In den Folgesitzungen beschäftigte er sich mit den Konflikten mit seiner übergriffigen Mutter und seinen Schwierigkeiten im Umgang mit Ärger, die entscheidend für den Beginn seiner Panikattacken waren. Herr J. hatte weiterhin große Schwierigkeiten in seinen Beziehungen zu Frauen, und er tendierte dazu, sich zu isolieren, anstatt anderen näher zu kommen und eine Zurückweisung zu riskieren.

Nach zwölf weiteren Sitzungen äußerte er den Wunsch, die Behandlung zu beenden. Der Therapeut wies darauf hin, dass seine Neigung, sich selbst zu isolieren, zu Gefühlen von Einsamkeit führe, die ihn für das erneute Auftreten von Panikattacken anfällig machen würden. Als Herr J. versuchte, eine intime Beziehung einzugehen, bekam er tatsächlich Angst. Ihm war nicht bewusst zugänglich, warum dies geschah.

Der Therapeut legte Herrn J. nahe, dass er weiter nachforschen müsse, was ihn davon abhielt, sich näher auf andere einzulassen. Der Therapeut wies auch darauf hin, dass er annahm, dass eben diese Angst vor einer enger werdenden Beziehung es dem Patienten schwer machte, die Behandlung fortzusetzen. Nach einigen Bedenken entschied sich Herr J. zur Weiterführung der Behandlung.

Die Therapie dauerte weitere acht Monate. Während dieser Zeit kam es nicht zum Auftreten von Panikattacken oder Episoden intensiver Angst, und Herr J. konnte sich allmählich erlauben, sich mehr auf andere einzulassen. Trotz dieser Fortschritte schreckte er weiterhin vor intensiver Nähe zurück.

Das Vorgehen nach der PFPP in Bezug auf das Durcharbeiten von Abhängigkeits-/Autonomiekonflikten, die mit Panikanfällen in Verbindung stehen, kann an verschiedene Settings psychodynamischer Therapien adaptiert werden. Dies illustriert das folgende Fallbeispiel für den Verlauf einer analytischen Psychotherapie.

Fallbeispiel: Entwicklung von Nähe und Durcharbeiten der Trennungsangst

Vorzeitiger Wunsch nach Beendigung der Behandlung kann Angst vor dem Durcharbeiten der panikauslösenden Konflikte anzeigen

Frau K. war über die Dauer von drei Jahren dreimal pro Woche in psychoanalytischer Psychotherapie, als sie darüber nachzudenken begann, die Behandlung zu beenden. Die Panikattacken, mit denen sie sich vorgestellt hatte, waren zwei Monate nach Behandlungsbeginn verschwunden. Frau K. hatte die Behandlung genutzt, um mehrere schwierige Themen zu bearbeiten: Den verzweifelten, aber ambivalenten Wunsch, eine Beziehung zu einem Mann einzugehen; die um ihren Wunsch nach Unabhängigkeit von der Herkunftsfamilie zentrierten Konflikte; Wut auf ihren unnachgiebigen und unberechenbaren Vater; und gemischte Gefühle gegenüber der selbst gewünschten Unabhängigkeit. Letztere beeinträchtigte oft ihre Fähigkeit zu studieren. Zu einem gewissen Grad hatten alle diese Themen zu ihren Angstsymptomen beigetragen.

In der Übertragung änderte sich im Verlauf der Psychotherapie die Beziehung von Frau K. zu ihrer Therapeutin dramatisch. Frau K. hatte anfänglich eine kindliche, abhängige Haltung gegenüber der Therapeutin eingenommen. Sie hatte sie behandelt, als wäre sie perfekt, und sie forderte von ihr, dass sie ihr Struktur und Hilfestellung für ihr Leben geben sollte. Dieser Aspekt der Übertragungsbeziehung ähnelte sehr stark ihrer Beschreibung der Beziehung zu ihrer verstorbenen Mutter.

Als sich Frau K.'s autonome Funktionen während der Therapie besserten, begann sie die Therapeutin kritischer wahrzunehmen. Frau K. hatte die von ihr als nicht realistisch erkannte Vorstellung, dass die Therapeutin nicht wollte, dass sie sich emotional von ihr entfernte, indem sie eine Liebesbeziehung mit einem Mann einging. Sie war deswegen wütend auf die Therapeutin; obgleich sie in der Lage war, die Verbindung zwischen diesen Vorstellungen und ähnlichen, auf die Mutter gerichteten inneren Überzeugungen herzustellen, drängte sich der Ärger auf ihre Therapeutin oft sehr stark auf.

Im Vorgriff auf ihr Examen an der Universität begann Frau K. ernsthaft zu erwägen, die Stadt zu verlassen. Sie führte dafür viele Gründe an, aber der intensivste und konflikthafteste beinhaltete die Vorstellung, dass sie erst dann eine Beziehung zu einem Mann eingehen könnte, wenn sie ihre Behandlung beenden und so ihrer Therapeutin „entkommen" könnte. Obwohl sie erkannte, dass es sich um eine innere Überzeugung handelte, die nichts mit der realen Haltung der Therapeutin zu diesem Thema zu tun hatte, kümmerte sie sich energisch um eine Arbeitsmöglichkeit in einer entfernten Stadt; während eines einwöchigen Urlaubs ihrer Therapeutin stimmte Frau K. überstürzt zu, diese Arbeit anzunehmen. Als sie nach den Ferien ihrer Therapeutin von ihrer Entscheidung berichtete, wurde Frau K. sehr ängstlich und weinerlich. Sie erlebte es jetzt als unwillkommenen Zwang, ihren neuen Job antreten zu müssen.

Obgleich sie einen bindenden Arbeitsvertrag eingegangen war, versuchte sie verzweifelt, die getroffene Festlegung zu verändern. Die Therapeutin zeigte ihr auf, dass sie diese Situation so hatte arrangieren müssen, um sich selbst angesichts ihrer ambivalenten Gefühle zur Trennung von der Therapeutin zu zwingen.

Es gelang Frau K., die Aufnahme ihrer neuen Tätigkeit um ein Jahr zu verschieben. Die Therapie nutzte sie nun dafür, ihre Angst vor Unabhängigkeit zu hinterfragen und dieser ihr wachsendes Bewusstsein über die eigenen Kompetenzen und Begabungen gegenüberzustellen. „Es ist, als ob ich mein ganzes Leben damit verbracht hätte, meine Fähigkeiten nicht zu sehen, sodass ich nie irgendwelche Bindungen lösen musste", kommentierte sie und fügte hinzu, „aber ich weiß, dass ich nicht länger in solch kindlicher Abhängigkeit leben muss."

In ihren letzten Monaten der Therapie begann Frau K. eine sexuelle Beziehung mit einem Mann – etwas, das sie sich bisher nicht gestattet hatte. Sie erkannte, dass diese neue Beziehung ihr half, den Abschiedsschmerz von ihrer Therapeutin zu verringern. Zugleich bedeutete die Beziehung selbst eine reale und wichtige Errungenschaft für das eingeschränkte Leben dieser jungen Frau.

Das Ende der Behandlung stimmte Frau K. wehmütig. Während der Umzugsphase kam sie noch mehrmals zu Behandlungsstunden: „Ich habe das Gefühl, als ob ich ein wenig von Ihnen mit mir mitnehme", merkte Frau K. an, „wenn ich zurückkomme und über mein neues Leben ohne Sie berichte."

Trotz ihrer Ängste, dass sie elend und einsam sein (und ihre Therapeutin vermissen) würde, brachte Frau K. einen erfolgreichen Umzug zustande. Während des folgenden Jahres schrieb sie der Therapeutin mehrere lange Briefe. Sie hatte nach Beendigung ihrer Therapie keine erneuten Panikattacken (Katamnesezeitraum: 8 Jahre) und war fähig, ihr berufliches und privates Leben in einer viel reiferen und erfolgreicheren Weise als vor Behandlungsbeginn zu gestalten. (Fallbeispiel nach Milrod et al., 1997)

Zusammenfassung Phase 3: Beendigung

Wir nehmen an, dass die Beendigung dieser zeitlich begrenzten Therapie den Patienten, die erhebliche Schwierigkeiten mit Trennung und Unabhängigkeit haben, ermöglicht, diese Konflikte in der therapeutischen Beziehung wieder zu erleben und zu bearbeiten, sodass die zugrunde liegenden Fantasien zunehmend artikuliert, verstanden und weniger angstbesetzt werden. Die Auseinandersetzung mit dem Therapieende sollte mindestens über das letzte Drittel der Behandlung erfolgen.

A. Wiedererleben zentraler Trennungs- und Ärgerthemen in der Übertragung mit der Annäherung an das Ende

B. Erwartete Reaktionen auf Phase 2 der Behandlung:
   1. Mögliches vorübergehendes Wiederauftreten von Symptomen beim Erleben dieser Gefühle in der Therapie
   2. Neu erlernte Fähigkeit Trennung und Unabhängigkeit zu handhaben

4.5 Techniken psychodynamischer Psychotherapie in der Panikstörungsbehandlung

4.5.1 Arbeit mit Träumen und anderem Fantasiematerial

Exploration der Einfälle zu Träumen eröffnet Zugang zu „verborgenen" Wünschen und Angstvorstellungen

In seinem Frühwerk bezeichnete Freud die Träume als den „Königsweg zum Unbewussten" (Freud, 1900, S. 608). Obwohl in der gegenwärtigen Diskussion um psychodynamische Behandlungstechnik die zentrale Rolle der Arbeit an Träumen als bevorzugtem Zugangsweg zu zentralen unbewussten Fantasien kritisch betrachtet wird, bietet die Exploration der mit dem manifesten, d. h. dem erinnerten Trauminhalt, verbundenen Einfälle einen guten Zugang zum Fantasieleben der Patienten. Die Arbeit an Träumen erschließt sowohl Fantasien, die dem Patienten bewusst sind, die er aber bisher zurückgehalten hat wie verdrängte, d. h. unbewusst gewordene Wünsche und Angstvorstellungen.

Patienten mit Panikstörung neigen häufig dazu, emotionale Zustände und Impulse zu somatisieren und damit zu verleugnen. In der therapeutischen Arbeit mit diesen Patienten kann die Arbeit mit Träumen eine zentrale Bedeutung bei der Aufdeckung der mit dem Symptom verbundenen, vor- oder unbewussten Vorstellungen spielen. Obwohl eine vollständige Beschreibung der Technik der Traumanalyse den Rahmen dieses Buches sprengen würde, soll das folgende Fallbeispiel illustrieren, wie ein Traum dazu genutzt werden kann, für die Entstehung und Aufrechterhaltung der Panikstörung zentrale Fantasien des Patienten bewusst zu machen.

Fallbeispiel

L., eine 14 Jahre alte Schülerin, stellte sich kurz nach dem Einsetzen einer schweren Panikstörung mit Agoraphobie vor; ihre Symptome machten ihr solche Angst, dass sie auch nicht für wenige Minuten alleine sein konnte. In der zweiten Woche der Behandlung berichtete sie über einen sie beunruhigenden, sich wiederholenden Traum. In dem Traum sah L., wie sie eine endlose Leiter hinaufstieg, die wackelig über eine Klippe oder einen Abgrund gelegt war. Über ihr auf der Leiter war ihre Mutter und L. spürte, wie der Rock ihrer Mutter ihr Gesicht streifte und war davon irritiert. L. konnte wegen des Rocks nicht viel sehen und war voller Angst.

L. assoziierte mehrere Sitzungen über den Traum. Sie berichtete, sie habe sich in der Zeit vor Beginn der Paniksymptomatik oft wegen der Ängstlichkeit ihrer Mutter eingeengt gefühlt, die in der Stadt allerorts Gefahren gewittert habe. So habe die Mutter das Benutzen öffentlicher Verkehrsmittel als sehr gefährlich eingeschätzt, sie habe das Gefühl gehabt, dass die Mutter diese Bedenken vorgeschoben habe, um sie daran zu hindern, zu Partys zu gehen, zu denen sie von Mitschülern eingeladen worden war.

Th.: Warum meinen Sie, dass es nur Ausreden waren?

Pat.: Weil sie nichts gegen öffentliche Verkehrsmittel hatte, wenn ich mit meinen Freundinnen in die Stadt fahren wollte. Sie hält mir dauernd Vorträge darüber, dass ich schwanger werden könnte. Ich habe nicht einmal einen Freund, aber sie spricht darüber, seitdem ich 12 Jahre alt bin.

Th.: Wie kommt das?

Pat.: Ich weiß nicht. Ich glaube, es hat angefangen, seitdem ich meine Periode habe. Das ist total rückständig; sie behandelt mich, als ob ich aus ihrer blöden Heimat kommen würde, wo die Mädchen in meinem Alter schwanger werden. (L.'s Mutter war eine lateinamerikanische Immigrantin). Aber ich bin nicht von dort; ich komme von hier; sie kapiert es einfach nicht.

Th.: Es klingt so, als ob es etwas an der Herkunft ihrer Mutter geben würde, das Sie ablehnen.

Pat.: Ich weiß nicht, es ist okay; es gibt da einfach ein paar blöde Sachen, wie diese Sache mit den Frauen. Sie verlieren ihren Kopf, wenn sie mit Männern zusammen sind. Es ist widerlich! Ich bin Amerikanerin. Ich könnte nie so sein.

Th.: Im Traum sind Sie auf dieser Leiter, die Ihnen Angst macht, und folgen ihrer Mutter. Könnte es etwas im Verhalten Ihrer Mutter Männern gegenüber geben, das Sie aufregt?

Pat.: Nein, ich denke nicht. (An diesem Punkt wirkte L. gedankenverloren und schien für den Rest der Stunde mit etwas beschäftigt, das sie nicht äußerte.).

In der nächsten Sitzung schien L. wieder mit den Gedanken nicht recht beim therapeutischen Gespräch zu sein, zugleich sprach sie darüber, dass sie wütend auf ihre Mutter sei. Gegen Ende der Sitzung „rutschte" L. ein Einfall zum Alter ihrer Halbschwester heraus, der ihr sofort peinlich war. Die Exploration zeigte, dass das Alter ihrer Halbschwester die von L. als peinliche erlebte Tatsache enthüllte, dass sie selbst gezeugt worden ist, als ihr Vater noch mit seiner ersten Frau verheiratet war; sie verknüpfte ihre Existenz mit einem „Versagen" der Mutter, die in dieser prekären Beziehung keine wirksamen Methoden der Empfängnisverhütung eingesetzt habe. (Fallbeispiel nach Milrod et al., 1997)

Arbeit an Träumen unterstützt das Herausarbeiten symptomerhaltender innerer Konflikte

Dieses Fallbeispiel zeigt, wie eine zentrale unbewusste Fantasie oder Vorstellung (hier: Konflikt zwischen der unbewussten Identifikation der Patientin mit der sexualfeindlichen Haltung der Mutter und dem „geheimen" Wissen, dass das tatsächliche Verhalten der Mutter dieser Haltung entgegengelaufen war) in einem Traum enthalten sein kann. Eine sorgfältige Traumanalyse kann dem Patienten die Möglichkeit eröffnen, durch das Bewusstmachen verborgener Inhalte seines Fantasielebens besseren Zugang zu seinen unbewussten Konflikten zu bekommen.

4.5.2 Klarifikation und Konfrontation

Klarifikation und Konfrontation sind Techniken, mit denen der Therapeut den Patienten auf den „roten Faden", der sich durch seine Gefühle, Gedanken und sein Verhalten zieht, aufmerksam macht und ihm Inkonsistenzen und Widersprüche, die in seinen Schilderungen verborgen sind, vor Augen führen kann. Nach Greenson (1967) dient die Klarifikation dazu, psychische Inhalte deutlich herauszuarbeiten, während die Konfrontation psychische Inhalte offenlegt, die dem Patienten bisher nicht bewusst gewesen sind. Dem ist hinzuzufügen, dass hier nicht verdrängte und daher unbewusste psychische Vorstellungen, sondern unbeachtete oder nur unklar wahrgenommene psychische Inhalte gemeint sind. Konfrontation und Klarifikation können jedoch nicht immer scharf voneinander unterschieden werden.

Übergreifende Zusammenhänge und Inkonsistenzen in den Erzählungen des Patienten herausarbeiten

Bei der Klarifikation wird die therapeutische Ich-Spaltung genutzt, um den Patienten dabei zu unterstützen, eine beobachtende Haltung gegenüber seinem unmittelbaren Verhalten (gemeint ist hier sein unreflektiertes Fühlen, Denken und Handeln) einzunehmen. Die Klarifikation bereitet damit Interpretationen oder Deutungen vor. Der Therapeut kann z. B. aufzeigen, dass ein Patient immer vor dem Urlaub des Therapeuten über die Beendigung der Behandlung spricht. Kann der Patient diese Beobachtung bestätigen (z. B. „Das ist mir noch gar nicht aufgefallen – aber: es stimmt!"), so könnte der Therapeut anmerken, dass der Patient bisher mit urlaubsbedingten Behandlungspausen gut zurechtgekommen ist. Kann der Patient auch diese Klarifikation nachvollziehen, könnte der Therapeut fragen, ob dies nicht zeigt, dass der Patient in seiner Alltagsrealität nicht mehr das „hilflose Kind" ist, als das er sich selbst in Trennungs- und Bewährungssituationen oft noch erlebt (Deutung). In einem weiteren Klarifikations-Deutungs-Zirkel könnte die Herkunft der Hilflosigkeitsvorstellungen aus den Kindheitserfahrungen des Patienten mit den Eltern elaboriert werden.

Klarifikation und Konfrontation bereiten Deutungen vor

Nach Bibring (1954)

> bezieht sich … die Klarifikation … nicht auf unbewusstes (verdrängtes oder anderweitig abgewehrtes) Material sondern auf bewusste und/oder vorbewusste Prozesse, von denen der Patient keine hinreichende Bewusstheit hat, die seiner Aufmerksamkeit entgehen, die er aber mehr oder weniger bereitwillig erkennt, wenn sie ihm deutlich vor Augen geführt werden … Die Klarifikation in der Therapie zielt auf diese undeutlichen und verdeckten Faktoren (häufig auf einer vorsprachlichen Ebene), die aus dem Blickwinkel der Therapie wichtig sind; sie bezieht sich auf die Techniken und therapeutischen Prozesse, die dem Patienten helfen, ein höheres Maß an Selbstbewusstheit, Klarheit und Differenziertheit zu erreichen, was eine adäquate Versprachlichung ermöglicht (S. 755).

In der Arbeit mit Patienten mit Panikstörung sind diese Techniken oft sehr hilfreich, um die Wahrnehmung der Paniksymptome selbst zu schärfen. Patienten erleben häufig normale körperliche Veränderungen (z. B. Hitze- oder Kälteempfinden oder sich hungrig fühlen) als Zeichen einer zugrunde liegenden Erkrankung. Sie überfrachten leicht die „ungefährliche" physische Körperrealität mit ihrer Fantasie, krank zu sein und verzweifelt der Hilfe zu bedürfen. Klarifikationen der situativen und emotionalen Faktoren, die diese katastrophisierende Interpretation von Körperwahrnehmungen auslösen, sind fast immer ein wesentlicher Bestandteil der Behandlung von Panikpatienten.

Fallbeispiel

Herr L. sprach häufig über seine Überzeugung krank zu sein und machte dies an diversen Körperwahrnehmungen fest – es ging darum, dass er sich zu heiß, zu kalt, zu hungrig fühlte oder meinte, er müsse gerade Gelerntes aus seinem Studium besser erinnern. Herr L. ängstigte sich auch oft wegen Bauchschmerzen und seiner als unregelmäßig erlebten Verdauung, er setzte diese Beschwerden miteinander in Zusammenhang. Geringfügigste Körperveränderungen führten bei ihm zu katastrophisierenden Schlussfolgerungen, er war davon überzeugt, gleichzeitig an einer Bleivergiftung, an AIDS und an Borreliose zu leiden, obwohl die Internisten, die er aufsuchte, ihm versicherten, dass er in robuster körperlicher Verfassung sei. Der folgende Dialog fand im vierten Behandlungsmonat statt.

P.: Ich weiß, Sie denken wahrscheinlich, dass ich verrückt bin, aber letzte Nacht war ich ganz sicher, dass das Wasser, das aus der Leitung in meiner Wohnung kommt, zu bleihaltig ist. Das ist möglich, wissen Sie. Alle meine Probleme könnten auf eine Bleivergiftung zurückgehen.

Th.: Natürlich ist es möglich, dass es zu viel Blei im Wasser gibt, aber Tatsache ist auch, dass Sie es vorziehen, ihren Körperwahrnehmungen angstmachende Bedeutungen zuzuweisen, anstatt sich damit zu beschäftigen, dass Sie ängstlich sind, seit Ihre Prüfungen begonnen haben.

P.: Ich weiß, dass ich das tue. Aber der Punkt ist, dass ich auch krank sein könnte. Ich könnte jahrelang ohne Erfolg wegen meiner Ängste in Behandlung sein, wenn es wirklich eine Bleivergiftung ist. Ich weiß, dass mein Arzt sagt, dass ich in Ordnung bin, aber es ist schwer zu glauben.

Th.: Die Auskünfte der Ärzte haben für Sie weniger Gewicht als Ihre Angstvorstellungen. Wir haben auch darüber gesprochen, dass es Ihnen schwer fällt anderen zu vertrauen; das gilt vielleicht auch für Ihr Verhältnis zu Ihrem Internisten und zu mir. Könnte es sein, dass Sie deshalb – besonders wenn die Angst stärker wird – eher auf Ihre persönliche Erklärung vertrauen, dass die beunruhigenden Körperempfindungen Zeichen einer Krankheit sind.

P.: Ja, ich frage mich auch, warum ich so reagiere. Wenn ich im Moment darüber nachdenken würde, wieviel ich in den nächsten drei Tagen vor der Prüfung noch zu tun habe, könnte ich gar nicht mehr lernen. Diesmal laufe ich wirklich Gefahr durchzufallen. (Fallbeispiel nach Milrod et al., 1997)

Klarifikation und Konfrontation ersetzen nicht Herausarbeiten unbewusster Fantasien

Klarifizieren und Konfrontieren ersetzt nicht die Analyse unbewusster Fantasien des Patienten. Klarifikation und Konfrontation helfen jedoch dem Patienten, sich weniger durch eigene Fehlinterpretationen von Körpersensationen, die sie oft dem Vorfeld nahender Panikattacken zuordnen, bedroht zu fühlen und erleichtern so eine detailliertere Exploration der mit dem Auftreten von Paniksymptomen verbundenen Umstände und den durch sie ausgelösten Gedanken und Gefühlen. So begann Herr L. sein Gefühl körperlicher Anfälligkeit (das infolge einer sexuellen Verführung in der Kindheit entstanden war) erst zu untersuchen, nachdem der Therapeut aufgezeigt hatte, dass er ein starkes Bedürfnis hat, seine Probleme als „körperlich“ anzusehen und dass es ihm aufgrund seines Misstrauens Autoritätspersonen gegenüber schwerfällt, ihrer Versicherung zu vertrauen, dass er nicht körperlich krank ist.

4.5.3 Zentrale Deutungen

Deutungen sind *bedeutsam oder zentral,* wenn in ihrer Folge Veränderungen in der Symptomatik, im Verhalten oder im therapeutischen Prozess eintreten. Bei Panikpatienten korrelieren Zahl und Schwere der Panikattacken oft mit Ereignissen im Behandlungsverlauf; der Therapeut sollte daher die Symptomentwicklung während der Behandlung sorgfältig im Auge behalten und nicht nur auf ihren Zusammenhang mit Veränderungen im Lebensfeld des Patienten, sondern auch mit Ereignissen in der Therapie selbst untersuchen.

Der Therapeut kann allerdings nicht immer genau unterscheiden, auf welchen Teil der Deutung der Patient reagiert – ebensowenig kann er oft erst im weiteren Verlauf der Behandlung einschätzen, wie der Patient seine Deutung verstanden hat. Vom Patienten geäußerten Paraphrasen dessen, was der Therapeut gesagt habe, unterscheiden sich in vielfältiger Weise von dem, was der Therapeut meint, gesagt zu haben. Diese Unterschiede stehen häufig im Zusammenhang mit der Überlagerung von Übertragung und Gegenübertragung, die sich zwischen Therapeut und Patient im psychotherapeutischen Setting entwickeln (vgl. Jacobs, 1986). Betrachtet man dieses Phänomen unter dem Gesichtspunkt der Mentalisierungstheorie (Fonagy, Gergely, Jurist & Target, 2008), so kann die „Entstellung“ der Deutung durch den Patienten darauf zurückgeführt werden, dass der Patient dem Therapeuten Intentionen für sein „Deutungsverhalten“ zuschreibt, die dem Therapeuten zunächst verborgen bleiben; ebenso kann die Reaktion auf die Deutung, die der Therapeut beim Patienten erwartet, der „theory of mind“ entspringen, mit der sich der Therapeut die inneren Vorgänge im Patienten zu erklären sucht. Die fragend-klarifizierende Untersuchung der Reaktion des Patienten auf Deutungen des Therapeuten wirkt deshalb nicht nur Kollusionen, d. h. schwer auflösbaren Übertragungs-/Gegenübertragungsverwicklungen entgegen, sondern kann auch helfen, bisher verborgene Anteile des Übertragungs-/Gegenübertragungsgeschehens zur Sprache zu bringen, die häufig mit dem für die Panikstörung zentralen Problemen bei einer produktiven Bewältigung des Abhängigkeits-/Autonomiekonflikts in Verbindung stehen. Der Therapeut hat bei dieser Nachbearbeitung der Deutungsarbeit die Möglichkeit, seine eigene Vorstellung oder „theory of mind" über die inneren Vorgänge im Patienten zu verfeinern und eventuell in Teilaspekten zu korrigieren. Die Untersuchung der Reaktion auf zentrale Deutungen vertieft das Verständnis der aktuellen Übertragungssituation.

Beachte:

Patienten können Deutungen anders verstehen als der Therapeut sie gemeint hat!

Zentrale Deutungen in verschiedenen Kontexten und unterschiedlichen Formulierungen wiederholen

Veränderungen infolge wichtiger Deutungen treten nicht notwendigerweise unmittelbar nach der Deutung auf. Diese Verzögerung erschwert es, die Wirksamkeit von Deutung einzuschätzen. Daher ist es insbesondere bei Deutungen, die der Therapeut als zentral für die der Panikstörung zugrunde liegende Psychodynamik einschätzt, wichtig, diese Deutungen über einen längeren Zeitraum hinweg auf verschiedene Weise und in verschiedenen Zusammenhängen zu wiederholen. Darüber hinaus geht oft eine umfangreiche Klarifikations-, Konfrontations- und Deutungsarbeit einer *bedeutsamen oder zentralen* Deutung voraus; diese Vorarbeit macht solche Interpretationen erst möglich.

Verbesserung von Symptomatik bzw. Zugang zu bisher nicht verfügbaren Erinnerungen oder Fantasien als hilfreiche Wirkung zentraler Deutungen

Wenn eine zentrale Deutung erfolgreich ist, erleichtert sie den Zugang des Patienten zu frühen Erinnerungen, Affekten oder Fantasien, die mit den Kindheitserfahrungen verknüpft sind, nach deren „geheimen Drehbuch" der Patient seine gegenwärtige Situation erlebt. Oft betrifft eine solche zentrale Deutung die Übertragung des Patienten auf den Therapeuten und verbindet das Beziehungserleben des Patienten im Hier und Jetzt der therapeutischen Situation mit genetischen Konflikten. Kann der Patient eine zentrale Deutung annehmen, sind Veränderungen im mitgebrachten und herausgearbeiteten Material, im Assoziationsfluss des Patienten oder der Ausgestaltung der Symptome zu beobachten. Bei Panikpatienten haben *bedeutsame oder zentrale* Deutungen oft einen Einfluss auf die Häufigkeit oder symptomatische Ausgestaltung der Panikattacken.

Fallbeispiel

Frau M., eine junge Patientin, hatte Panikattacken, wenn sie wütend auf ihren Freund war. Sie geriet in Wut, wenn sie seine Hilfe benötigte und diese – aus ihrer Sicht – nicht bekam. Sie dachte dann, er mache sich nichts aus ihr und verhalte sich deshalb so niederträchtig. Der Therapeut hatte einige Sitzungen dazu verwendet, Interaktionen zwischen Frau M. und dem Freund zu explorieren. Dies hatte zu einer Zuspitzung der Symptomatik geführt, was der Therapeut als Hinweis darauf wertete, dass er mit der Patientin an einer zentralen, Ärger und Wut auslösenden Beziehungskonstellation arbeitete.

Th.: „Was kommt Ihnen in den Sinn, wenn Sie feststellen müssen, dass Ihre Panikattacken schlimmer geworden sind, seitdem Sie die Behandlung bei mir begonnen haben?"

P.: „Ich weiß nicht. So schlimm habe ich mich noch nie gefühlt. Aber das sagt nicht viel über die Behandlung aus, oder?" (lacht)

Th.: „Ich glaube, das ist ein wichtiger Punkt. Könnte es sein, dass Sie das Gefühl haben, mich zu brauchen, aber dass ich Ihnen nicht helfen will oder kann und dass Sie mir gleichgültig sind – so, wie wir es in Bezug auf Ihren Freund besprochen haben? Vielleicht sind Sie auf mich ebenso wütend wie auf ihn und vielleicht ist es Ihnen sehr unangenehm, solche gemischten Gefühle zu haben. Es könnte sein, dass die Panik schlimmer wird, wenn Sie solche gemischten Gefühle haben.

P.: (lacht) Also Sie sind mein Problem! Das ist ja interessant. Ich weiß nicht, was ich davon halten soll.

Frau M.'s Panikattacken verschwanden im Anschluss an diese Sitzung. In den nächsten Sitzungen brachte sie viele Erinnerungen zu Panikattacken in der Kindheit. Sie hatte sich allein und hilflos gefühlt, wenn ihre Eltern außer Haus waren und sie mit ihrer Schwester alleine war. Die Schwester hatte sie oft physisch attackiert. (Fallbeispiel nach Milrod et al., 1997)

4.5.4 Therapeutischer Umgang mit typischen Abwehrmechanismen bei Panikstörungen

Abwehrmechanismen sind intrapsychische Vorgänge, die die Patienten in die Lage versetzen, die Konfrontation mit angsterzeugenden Affekten und Fantasien zu vermeiden bzw. diese vom Bewusstsein fernzuhalten. In diesem Kapitel geben wir einen kurzen Überblick über die wesentlichen Abwehrprozesse bei Panikpatienten, beschreiben, wie diese Abwehr operiert und bieten einige Hinweise zum psychotherapeutischen Umgang mit ihr.

Häufige Abwehrmechanismen: Reaktionsbildung, Ungeschehenmachen, Somatisierung, Externalisierung

Panikpatienten können grundsätzlich alle Arten von Abwehrmechanismen verwenden. Die klinische Forschung sowie unsere eigenen Beobachtungen legen jedoch nahe, dass diese Patienten bestimmte Abwehrmechanismen häufiger gebrauchen. Dazu zählen insbesondere Reaktionsbildung, Ungeschehenmachen und Somatisierung (Andrews, Pollock & Stewart, 1989;

Busch, Shear, Cooper, Shapiro & Leon, 1995; Pollock & Andrews, 1989). Zusätzlich stellen wir fest, dass diese Patienten häufig auch stark auf den Abwehrmechanismus der Externalisierung zurückgreifen.

4.5.4.1 Reaktionsbildung

Bei der Reaktionsbildung wird ein Affekt durch sein Gegenteil abgewehrt. Wut kann z.B. als ein exzessives Maß von Sorge oder Besorgnis erscheinen, oder romantische Gefühle können hinter Hass oder Kritik verborgen werden. Die Reaktionsbildung ist ein häufig von Panikpatienten angewandter unbewusster Mechanismus, der hilft, die Bindung zu einer wichtigen anderen Person zu stärken, wenn der Patient sie durch seinen eigenen Ärger auf eben diese Person als bedroht erlebt.

Abgewehrter Affekt wird durch extreme Betonung des gegenteiligen Affekts verdeckt

Wenn ein Patient in extremer Weise betont, wie positiv oder negativ er jemandem gegenüber eingestellt ist, sollte der Therapeut das Vorliegen einer Reaktionsbildung erwägen und daran denken, dass der Patient eventuell unbewusst die gegenteiligen Gefühle maskiert. Gelingt es, die Reaktionsbildung so anzusprechen, dass dem Patienten das gegenteilige, weggeschobene Gefühl bewusst wird bzw. dass er das Erleben dieses Gefühls zulassen kann, gewinnt er mehr Freiheit im Umgang mit für ihn wichtigen Beziehungen.

Fallbeispiel

Der 26-jährige Herr N. litt seit 9 Jahren an einer Panikstörung, manchmal hatte er sieben bis acht kurze Panikattacken am Tag, die von Luftnot und einer intensiven Erstickungsangst gekennzeichnet waren. Zwischen den Attacken war er sehr ängstlich ohne autonome Symptome zu zeigen. Ihn quälten düstere Vorahnungen eines „wirklich schaurigen Geschehens". Dieses „schaurige Geschehen" blieb undefiniert, schien jedoch vage mit der Möglichkeit verbunden zu sein, dass Herr N. jemand anderen verletzten könnte.

Herr N. war auf einen Bauernhof aufgewachsen und im Alter von 17 Jahren – nach dem plötzlichen Tod seines besten Freundes – in die Luftwaffe eingetreten. Während seiner dortigen vierjährigen Berufszeit war er in einem Auslandseinsatz aktiv in Kampfgeschehen involviert gewesen, obgleich er selbst keine Waffen bediente. Er begann damals, seine extreme Angst selbst zu behandeln – zunächst durch erheblichen Alkoholkonsum und später mit Marihuana und Benzodiazepinen, die er sich illegal beschafft hatte.

Zu Beginn der Behandlung bestand bei Herrn N. eine körperliche Abhängigkeit von hoch dosierten Benzodiapepinen sowie ein täglicher Marihuanakonsum. Trotz der Behandlung litt er weiter unter den „bedrohlichen Vorahnungen" und hatte mehrere Panikattacken pro Woche. Ängste in Bezug auf seinen Ärger waren ihm bewusst. Als er sich vorstellte, sagte er dem Therapeuten: „Meine Angst, wütend zu werden, macht rational gesehen keinen Sinn, da ich nie jemanden verletzt habe."

Zu Behandlungsbeginn war Herr N. im Begriff, eine seit zwei Jahren bestehende Beziehung zu seiner Verlobten abzubrechen. In den ersten Wochen der Psychotherapie wurde allmählich deutlich, dass ein anhaltender, ihn offensichtlich stark belastender Konflikt mit seiner Verlobten und deren Angehörigen bestand. Obgleich er das Beziehungsgeschehen klar beschreiben konnte, schien ihm dies nicht bewusst zu sein. Es widerstrebte ihm sehr, ärgerliche Gefühle gegenüber seiner Freundin anzuerkennen.

Herr N. räumte dem Therapeuten gegenüber nur zögerlich ein, dass ihm seine Freundin viel Geld gestohlen hatte, das er unter größter Mühe durch verschiedene Jobs zusammengespart hatte, um sein letztes Studienjahr zu finanzieren. Herr N. war der Überzeugung, dass ein Ärger über den Diebstahl „unfair und chauvinistisch" sei. Als erste Reaktion auf die Entdeckung des Diebstahls beschrieb er folgende Gedanken: „Nun gut, sie brauchte wirklich das Geld, und sie ist viel jünger (4 Jahre) als ich. Ich kann sie nicht verantwortlich machen. Sie ist keine reife Person." Anstatt sich Gedanken zu machen, wie weit er seiner Freundin vertrauen konnte, fühlte er sich gezwungen, ihr für Dinge, die sie nicht brauchte, Geld zu geben. Er ließ auch erstmals in der sehr stürmischen Beziehung zu, dass seine Freundin ihn physisch angriff und verletzte.

In der Therapie wurde es Herrn N. allmählich möglich, die hinter der Reaktionsbildung verborgene Wut auf seine Freundin zu untersuchen. Ihm wurden gewaltsame Fantasien mit dem Inhalt, seine Freundin aus Vergeltung zu verstümmeln, bewusst – Fantasien, die er zu ignorieren versucht hatte (und die dazu führten, dass er sich als „Chauvinist" beschrieb). Die Bearbeitung der Reaktionsbildung war entscheidend dafür, dass Herr N. sich vier Monate nach Beginn der Behandlung aus der sadomasochistischen Verstrickung mit seiner Freundin lösen konnte. Die Bewusstmachung seiner Vergeltungsphantasien half ihm auch, den Marihuanakonsum zu beenden und mehr Kontrolle über seine Angstsymptome zu gewinnen. (Fallbeispiel nach Milrod et al., 1997)

4.5.4.2 Ungeschehenmachen

Negative Affekte, die sich ins Bewusstsein oder die Interaktion mit anderen drängen, werden sofort verneint

Im Ungeschehenmachen vergewissert sich der Panikpatient selbst (und oft auch der Person, von der er sich abhängig fühlt), dass ein negativer Affekt, der sich in sein Bewusstsein gedrängt oder den er durch sein Verhalten ausgedrückt hat, keine Bedeutung hat. Dies tut er, indem er das erlebte Gefühl und den damit verbundenen Gedanken negiert oder den in der Interaktion ausgedrückten Affekt sofort zurücknimmt. Das Ungeschehenmachen dient damit einem ähnlichen Zweck wie die Reaktionsbildung. Im Unterschied zur Reaktionsbildung hat sich der negative Affekt jedoch bereits ins Bewusstsein gedrängt. Wenn der Patient in der Therapie auf den Abwehrmechanismus des Ungeschehenmachens zurückgreift, bietet die Konfrontation (vgl. Kapitel 4.5.2) eine gute Möglichkeit, die Aufmerksamkeit des Patienten auf sein Verhalten zu lenken. Dies kann den Patienten helfen, sich ihrer Tendenz, negative Affekte sofort zu verleugnen, gewahr zu werden. Durch das Herausstellen des „Ungeschehenmachen" unterstützt der Therapeut den Patienten dabei anzuerkennen, dass negative Gefühle intensives Unbehagen auslösen. Da Patienten den Zusammenhang zwischen unterdrückten, in für sie wichtigen Beziehungen aufkommenden Ärger und Panikattacken oft nur schwer anerkennen können, unterstützt das Herausarbeiten der Tendenz zum Ungeschehenmachen von negativen Affektäußerungen im Hier und Jetzt der therapeutischen Situation auch die Etablierung eines psychologischen Krankheitsmodells – aus: „Ich habe bedrohliche körperliche Symptome, die machen mir panische Angst" kann so allmählich „Es macht mir Angst, wenn ich diejenigen ärgere, die für mich besonders wichtig sind" werden.

Fallbeispiel

Frau K. (vgl. Fallbeispiel in Kapitel 4.4) gebrauchte häufig den Abwehrmechanismus des Ungeschehenmachens:

P.: Ich kam an den Punkt, wo ich meinen Mann wirklich hasste – und, glauben Sie mir, ich liebe ihn wirklich.

Th.: Mir fällt auf, dass Sie immer, wenn Sie Ihren Ärger auf Ihren Mann beschreiben, zugleich sagen, wie sehr Sie ihn lieben. Es scheint so als ob Sie sich selbst dieser Liebe rückversichern würden.

P.: Ja, Sie haben dieses Muster bereits erwähnt, und ich beginne zu verstehen, was Sie damit meinen. Ich glaube, dass ich mich mit meinem Ärger auf ihn weniger behaglich fühle als ich dachte.

Der Therapeut hatte schon bei mehreren vorausgegangenen Gelegenheiten die Neigung von Frau K. aufgezeigt Bemerkungen zu machen, die dazu dienten, ihren Ärger ungeschehen zu machen. Im Laufe der Zeit wurde ihr bewusst, dass dieses Verhaltensmuster ein wichtiger Hinweis auf das Ausmaß ihrer Ambivalenz war. Frau K. konnte nun untersuchen, warum sie den Drang verspürte, ihren Ärger ungeschehen zu machen. Ihr wurde deutlich, dass sie sich ängstlich und schuldig fühlte, wenn sie ihren Ärger geäußert hatte, und dass sie fürchtete, dass andere sie als „schlechtes Mädchen" sehen und zurückweisen würden. Um dies zu vermeiden, verhielt sie sich gehemmt und unterwürfig und war gleichzeitig frustriert darüber, dass sie sich nicht so ausgedrückt hatte wie sie es wollte. Die zunehmende Einsicht in ihr Erleben und Verhalten half Frau K., ihren Ärger klarer auszudrücken. (Fallbeispiel nach Milrod et al., 1997)

4.5.4.3 Somatisierung und Externalisierung

Durch Fokussierung auf körperliche Symptome (Somatisierung) und die Probleme anderer (Externalisierung) versuchen Panikpatienten, die Auseinandersetzung mit emotionalen Zuständen und Konflikten zu vermeiden. Da diese Abwehrstrategien die Introspektion massiv behindern, ist es unerlässlich, sie in der Therapie anzusprechen. Treten diese Abwehrstrategien nicht nur situativ auf, sondern kennzeichnen die Haltung des Patienten insgesamt („nach außen – auf den Körper oder andere orientiertes – Denken"), stellen sie einen für die Entstehung und Aufrechterhaltung der Panikstörung zentralen Mechanismus dar. Hier kann es notwendig sein, zunächst mit dem Patienten an der Anerkennung zu arbeiten, dass Gefühle Auswirkungen auf seine körperliche Befindlichkeit haben können bzw. dass er sich vor dem Erleben eigener negativer Gefühle schützt, indem er seine Aufmerksamkeit ganz auf andere richtet.

Merke:

Habituelle Somatisierung und Externalisierung behindern die Exploration innerer Zustände und müssen daher angesprochen werden, bevor inhaltliche Deutungen bearbeitet werden.

Beispiele für Somatisierung finden sich im gesamten Manual. Frau A. beispielsweise verspürte Übelkeit und Beklemmung, um die Wahrnehmung der Angst zu vermeiden, die durch die Aktivierung von Autonomiestrebungen ausgelöst wurde; Herrn F. wurde schwindelig, als er sich massiv über einen Handwerker ärgerte, war sich dieses Ärgers jedoch nicht bewusst (vgl. Kapitel 4.2.3). Obwohl diese Patienten anfänglich keine Verbindung zwischen ihren Gefühlen und den Symptomen sahen, konnten sie im Verlauf der Therapie diese Zusammenhänge nachvollziehen.

Externalisierende Panikpatienten beginnen gewöhnlich die Behandlung, indem sie sich völlig auf die Probleme anderer konzentrieren. Wegen der Notlage, die die Panikpatienten während der Panikepisoden selbst erleben, müssen viele sich selbst und jedem anderen – einschließlich ihrer Therapeuten – beweisen, dass sie in der Tat stark und fähig sind, da sie – wie bereits in Kapitel 4.2.3 ausgeführt – ihre Angstsymptome als tief demütigend empfinden. So ist das Diskutieren über andere oft eine Erleichterung. Zu starkes Eingehen des Therapeuten auf das geschilderte Verhalten der anderen verstärkt die Externalisierungstendenz und erschwert die Exploration des eigenen Inneren.

Im Umgang mit der Externalisierungstendenz gibt es verschiedene Möglichkeiten:

- Der Therapeut kann sich zunächst dafür entscheiden, den Patienten weiter über andere sprechen zu lassen, um die Muster, mit denen der Patient andere wahrnimmt kennenzulernen. Interventionen sollten darauf fokussieren, wie der Patient die anderen erlebt („Könnte es sein, dass Sie das Verhalten von … als sehr ablehnend erleben?").

- Der Therapeut kann den Patienten ermutigen, seine eigene Rolle in Beziehungen zu anderen zu betrachten.
- Wenn der Patient daran festhält, die Probleme und Ängste anderer Menschen zu fokussieren, kann der Therapeut ihm das aufzeigen und deutend anbieten, ob der Patient sich wohler fühlt, wenn er sich auf andere konzentriert und ihn einladen, dieses Muster zu untersuchen.
- Der Therapeut kann eine Verbindung zwischen den bei anderen geschilderten Ängsten und der Angst des Patienten herstellen.
- Alternativ kann der Therapeut aufzeigen, dass es den Patienten weniger ängstigt, über die Ängste anderer Personen zu sprechen als sich mit den eigenen Ängsten zu beschäftigen, und anmerken, dass dieses Verhalten sich möglicherweise in der Therapie verstärkt, da vielleicht schon die Vorstellung, sich hier mit den Hintergründen seiner Angsterkrankung auseinandersetzen zu müssen, Angst auslöst.
- Wie Anna Freud aufzeigte (Sandler & Joffe, 1980) kann der Therapeut den Patienten ermutigen, sich auf den „Teil" seiner selbst zu beziehen, der sich verletzt oder ärgerlich fühlt. Diese Technik unterstützt die Vorstellung, dass innerseelische Konflikte für die Symptombildung verantwortlich sind.
- Die Intervention könnte sich auf vermutete Konfliktthemen des Patienten beziehen, z. B: „Könnte es sein, dass Sie vor eigenen Wünschen, andere zu verletzen, sexuell zu missbrauchen, zu schlagen oder zu ermorden, Angst haben und Sie deshalb der Kampf anderer mit diesen Wünschen so sehr interessiert?"

Das Krankheitsbild des Patienten und die Intensität seines Bedürfnisses, die Schwere der Symptome zu verleugnen, sollten den Ausschlag für die Wahl der therapeutischen Technik geben.

Fallbeispiel

Frau D., eine knapp 60 Jahre alte Patientin, war wegen massiv ausgeprägten Panikattacken zur stationären Behandlung gekommen. Leitsymptome waren Herzrasen und ein Druckgefühl auf der Brust, es fiel der Patientin extrem schwer anzuerkennen, dass diese Symptome nicht auf eine Erkrankung des Herz-Kreislauf-Systems, sondern auf eine Panikerkrankung hindeuteten. In den psychotherapeutischen Einzelgesprächen während des stationären Aufenthalts wurde deutlich, dass die Patientin seit vielen Jahren in einer chronischen ehelichen Konfliktsituation lebte, sie erlebte ihren Mann als verständnislos und grob und hatte es sehr schwer, eigne Anteile am Ehekonflikt einzuräumen. Auf mehrmalige Vorschläge der Behandlerin, einem Paargespräch während der stationären Behandlung zuzustimmen, regierte sie ablehnend, ohne dabei die eigene Abneigung gegen ein solches Gespräch einzugestehen. Sie erklärte, ihr Mann sei beruflich so stark eingebunden, dass er nicht kommen könne, obwohl sie andererseits mehrfach berichtet hatte, dass ihr Mann viel Zeit bei ihr im Krankenhaus verbracht hatte, als sie an einem Rückenleiden operiert worden war.

Im Anschluss an die stationäre Behandlung kam sie zu 25 Sitzungen einer auf die Panikstörung bezogenen Kurzzeittherapie. Sie ließ sich darauf ein, vergangene Konflikte mit den inzwischen verstorbenen Eltern durchzuarbeiten und wurde so von Albträumen befreit, die sie bis dahin sehr häufig gequält hatten. Dies führte zu einer Reduktion der Paniksymptome, die jedoch bei Intensivierungen der ehelichen Konfliktsituation immer wieder zunahmen. Versuche der Therapeutin, den Anteil der Patientin an den ehelichen Verwicklungen – z. B. ihre Unversöhnlichkeit gegenüber dem Ehemann, wenn er sie erst einmal gekränkt hatte – anzusprechen, scheiterten weiterhin, sie hielt an der Vorstellung fest, dass alle Fehler allein bei ihrem Mann liegen würden. Bei Behandlungsende litt sie weiterhin an – wenn auch weniger stark ausgeprägten – Paniksymptomen, sie machte deutlich, wie dankbar sie dafür war, das Verhältnis zu den Eltern, mit denen sie sich innerlich stark verbunden fühlte, unter neuen Gesichtspunkten sehen zu können.

Die Behandlung von Frau D. zeigt, dass der psychodynamischen Behandlung der Panikstörung nach den Prinzipien der PFPP Grenzen gesetzt sind, wenn die Externalisierung eigener Anteile an zentralen symptomerhaltenden psychosozialen Konflikte nicht in Frage zu stellen ist.

4.6 Probleme bei der Durchführung der PFPP

4.6.1 Phobische Begleiter

Helene Deutsch (1929) prägte den Begriff des „phobischen Begleiters"; gemeint ist damit eine besondere Form der Ausgestaltung der Beziehung zu der Person, um die sich der unbewusste Abhängigkeits-Ambivalenz-Konflikt von Patienten mit Panikstörungen zentriert. Der „phobische Begleiter" wird vom Patienten in die Symptombewältigung eingebunden, z. B. fühlt sich der Patient nicht in der Lage, die Wohnung ohne den „phobischen Begleiter" zu verlassen oder kann es nicht ertragen, ohne ihn in der gemeinsamen Wohnung zu sein. Trennungen vom „phobischen Begleiter" rufen Paniksymptome hervor oder lassen die „Angst vor der Angst", d. h. vor einem erneuten Panikanfall, stärker werden. Die Etablierung einer nicht nur innerlich erlebten, sondern real gelebten Abhängigkeitsbeziehung verweist darauf, wie schwach und hilflos sich der Patient erlebt. Auf unbewusster Ebene fungiert sie als massiver Schutzwall gegen das Ausle-

Reale Abhängigkeit vom „phobischen Begleiter" verwiest auf Intensität des unbewussten Abhängigkeits-/Autonomiekonflikts

ben von Autonomiestrebungen und die offene Äußerung von aggressiven, gegen den „phobischen Begleiter" gerichteten Impulsen. Diese aggressiven Impulse sind vielmehr in die Beziehung zwischen Patient und „phobischem Begleiter" eingebettet, da der Patient den phobischen Begleiter durch das Beharren darauf, eine Trennung nicht ertragen zu können, stark kontrolliert.

Fallbeispiel

Frau P. kam erst nach langem Zögern zur stationären psychotherapeutischen Behandlung, da sie sich nicht vorstellen konnte, wie sie es ohne ihren Mann auf der Station aushalten konnte. Sie litt seit Jahren an einer Panikstörung mit Agoraphobie; sie konnte die Wohnung nicht ohne ihren Mann verlassen, aber auch in der Wohnung konnte sie nur kurze Zeit ohne ihren Mann allein im Zimmer sein – es war nicht möglich, dass der Mann sich für längere Zeit aus der Wohnung entfernte, so machte das Paar alles zusammen. Die Angst, den Mann zu verlieren, hatte vermutlich auch ihren Entschluss, sich endlich einer Behandlung zu unterziehen, motiviert – nach einem Herzinfarkt war ein Reha-Aufenthalt des Mannes unumgänglich geworden, der Mann konnte sich dieser Behandlung nur unterziehen, wenn seine Frau in der ehelichen Wohnung allein sein konnte.

Psychodynamischer Hintergrund dieser real ausgelebten Abhängigkeitsbeziehung waren u. a. die Wut und Enttäuschung der Patientin über eine mehr als ein Jahrzehnt zurückliegende außereheliche Beziehung des Ehemanns, die zu den „Tabuthemen" gehörte, über die Frau P. mit ihrem Mann ebensowenig sprach wie über andere Lebensenttäuschungen, die sie ihm zurechnete. Zu Beginn der Behandlung waren Zusammenhänge zwischen Enttäuschungen in der Ehe und der Angsterkrankung für die Patientin nicht vorstellbar.

Ein Patient kann den Therapeuten als einen Eindringling in die intensive, konflikthafte Beziehung mit dem phobischen Begleiter wahrnehmen. Für diese Patienten repräsentieren der Therapeut und die Behandlung selbst eine reale Bedrohung für die Exklusivität und Nähe dieser wichtigen, jedoch ambivalenten Beziehung (Deutsch, 1929). Wenn diese Bedrohung als besonders intensiv erlebt wird, kann die therapeutische Arbeit solange unmöglich sein, bis der Patient eine Trennung vom „phobischen Begleiter" tolerieren kann. Reicht es nicht aus, allein mit dem Patienten z. B. die Notwendigkeit zu thematisieren, dass er allein zur Therapie kommt oder sich anderweitig Trennungen vom „phobischen Begleiter" aussetzt, muss der „phobische Begleiter" in die Anfangsphase der Behandlung einbezogen werden; in einem solchen Fall wird das Hinarbeiten auf das Ertragen-Können zeitweiliger Getrenntheit vom „phobischen Begleiter" zu einem wichtigen Ziel der Anfangsphase der Behandlung.

Kann die Trennung vom „phobischen Begleiter" nicht toleriert werden, sollte dieser einbezogen werden (Paar- oder Familiengespräche)

Achtung:

Ein Tolerieren der gelebten Abhängigkeit von den phobischen Begleitern blockiert den Behandlungsfortschritt!

Fallbeispiel

Herr Q., ein 18-jähriger Abiturient stellte sich wegen zunehmender körperlicher Schwäche und sozialer Isolation zur Behandlung vor. Obwohl umfassende und fortgesetzte medizinische Untersuchungen unauffällige Befunde erbracht hatten, hatte er starke Angst, an einer körperlichen Krankheit zu sterben. Diese Angst beeinträchtigte ihn so sehr, dass dagegen die Einschränkungen durch seine häufigen Panikattacken als geringfügig erschienen.

Zum psychotherapeutischen Erstgespräch kam Herr Q. in einem Rollstuhl, der von seinem Vater geschobenen wurde. Er und seine Eltern wirkten verängstigt und skeptisch hinsichtlich einer Psychotherapie. Weder Herr Q. noch die Eltern ließen eine Trennung zu: Beide Eltern waren bei den Behandlungsstunden anwesend und weder sie noch Herr Q. akzeptierten den Vorschlag des Therapeuten, dass sie außerhalb des Behandlungszimmers warten sollten.

Anfänglich schien die ganze Familie den Status quo zu verteidigen, wie schwierig er auch sein mochte. Während der Therapiesitzungen unterbrach Herrn Q.'s Mutter wiederholt das Gespräch, um ihn z. B. zu fragen, ob es ihm zu warm sei. Außerdem sträubte sich Herr Q., über seine Gefühle zu sprechen; wenn sich das Gespräch auf seine Gefühle zu konzentrieren begann, wechselte er oft das Thema zu dem für ihn angenehmeren Gegenstand des „Virus", der, wie er hoffte oder fürchtete, seine Krankheit hervorgebracht hatte.

Während vieler Behandlungswochen sagte der Therapeut der Familie wiederholt, dass er die Symptome von Herrn Q. als emotional begründet ansehe. Allmählich trat Herrn Q.'s Ärger auf seine Eltern wegen ihres Mangels an Verständnis für seine „Emotionen" in Erscheinung – ebenso gelang es den Eltern, Wut und Enttäuschung über seine extreme Bedürftigkeit zum Ausdruck zu bringen und darüber zu sprechen, wie sehr er damit ihr Leben zerrüttet hatte. Schließlich stimmten Herr Q. und seine Eltern darin überein, dass er die Therapiesitzungen alleine wahrnehmen solle.

Nach 6 Monaten Behandlung war Herr Q. fähig, selbstständig zur Therapie zu kommen. Er schrieb sich an einer lokalen Universität ein. Die Panikattacken lösten sich zusammen mit der Agoraphobie auf. Dieser Fortschritt gründete darauf, dass der Patient durch die in der Anfangsphase der Therapie besprochenen Themen motiviert war, allein zur Behandlung zu kommen, nachdem der Vater – ebenfalls motiviert durch die therapeutischen Gespräche – sich geweigert hatte, ihn weiter zu den Sitzungen zu fahren. (Fallbeispiel nach Milrod et al., 1997)

4.6.2 Umgang mit Angstsymptomen, die das Behandlungssetting beeinflussen

Üblicherweise kommt der Patient ins Wartezimmer, wird dort vom Therapeuten abgeholt, kommt mit in das Behandlungszimmer, spricht dort mit dem Therapeuten und verlässt das Behandlungszimmer am Ende der Sitzung alleine. Bei Panikpatienten, die neben der Panikstörung zusätzlich an anderen Symptomen – wie z. B. spezifischen Phobien – leiden, können Änderungen im üblichen Vorgehen notwendig sein. Die erforderlichen Anpassungen sollten das Ziel haben, die explorierende und deutende Arbeit zu erleichtern bzw. erst möglich zu machen. Wie bei den Patienten mit einem phobischen Begleiter, sollte der Therapeut es dem Patienten möglich machen, die Behandlung so zu beginnen, wie es ihm in den Begrenzungen ihrer Ängste möglich ist. Auch hier ist die Schaffung des standardgemäßen therapeutischen Settings ein wichtiges Ziel der ersten Behandlungsphase.

Rücksicht auf das Angstniveau des Patienten erleichtert die Schaffung eines verlässlichen Behandlungsbündnisses

Fallbeispiel

O., ein 13-jähriges Mädchen mit Panikstörung und einer schweren Fahrstuhlphobie, weigerte sich, den Aufzug zur Praxis der Therapeutin im Obergeschoss zu nehmen, und sagte zu ihrer Mutter, die Behandlung sei wegen des Aufzugs wohl nicht möglich. Da das Treppenhaus schwer zu finden war, traf die Therapeutin O. zu ihrer ersten Therapiestunde im Foyer und lief dann die neun Stockwerke mit ihr zusammen hoch. Später sagte die Patientin ihrer Mutter, dass sie gemerkt hätte, dass sie mit der Therapeutin arbeiten könne, „weil sie so nett zu mir war und mit mir hoch lief."

Die Behandlung hätte ohne dieses anfängliche Eingehen auf die phobische Besorgnis der Patientin niemals von statten gehen können. Zusätzlich schaffte dieser einfache Schritt eine Situation, in der O. mit der Therapeutin die hilflose, abhängige Beziehung reinszenierte, die sie sonst zu ihrer Mutter unterhielt. Diese Reinszenierung konnte später, als O. die auf den Aufzug bezogene phobische Vermeidung überwunden hatte, für Übertragungsdeutungen genutzt werden.

Das Beispiel zeigt, dass die zeitliche Platzierung einer Deutung ebenso wichtig ist wie ihr Inhalt. In diesem Fall entschied sich die Therapeutin dagegen, die passiv-abhängigen Ängste von O. und das darin verborgene, aggressiv gefärbte Kontrollbedürfnis direkt zu deuten. O. war eine neue Patientin, die die Therapeutin noch nicht gut kannte, so konnte sie nicht sicher sein, ob ihre Deutung zutreffen würde. Ebenso war unklar, ob O. in der Lage war, eine Deutung ihrer aggressiven Tendenzen, auch wenn sie zutreffend war, bereits zu Behandlungsbeginn zu tolerieren. (Beispiel nach Milrod et al., 1997)

Behandlungssetting an das Alter und den Entwicklungsstand jugendlicher Patienten anpassen

Änderungen des Settings – wie im vorausgegangenen Beispiel beschrieben – sind bei sehr jungen Patienten oft unumgänglich; hier sollten die Eltern über das therapeutische Vorgehen und die primären Behandlungsziele unterrichtet und über den Verlauf der Behandlung informiert werden. Zur Stärkung der eigenen Autonomie sollten die jungen Patienten über die Inhalte der Gespräche mit Eltern informiert werden; bei Familienkonflikten, die eng mit der Symptomatik des jungen Patienten verbunden sind, sollten dem Patienten und seinen Angehörigen gemeinsame Gespräche angeboten werden. Ältere Jugendliche können dagegen die Behandlung oft ohne wesentliche Einbeziehung der Eltern bewältigen.

4.6.3 Angst in der Gegenübertragung

Patienten mit Panikstörung rufen oft eine Gegenübertragungsreaktion hervor, die durch die Angst, dem Patienten zu viel zuzumuten, charakterisiert ist. Diese Gegenübertragungsreaktion kann den Therapeuten dazu verleiten, den Angstquellen des Patienten nicht konsequent nachzugehen, da er fürchtet, dass der Patient die intensive Angst, die den Erkundungsprozess begleitet, nicht tolerieren kann. So kann die Angst des Patienten eine „ansteckende" Qualität haben; Therapeut und Patient wirken bei der Vermeidung bedrohlicheren Materials zusammen. Der Therapeut kann dadurch in seiner Fähigkeit beeinträchtigt werden, die unbewusste Bedeutung von Paniksymptomen aufzudecken. Angstmachende Fantasien oder Erinnerungen zu verfolgen, erhöht oft zuerst die Angst des Patienten. Dennoch stellt dieses Vorgehen die effektivste Art dar, den Symptomdruck des Patienten zu vermindern. Da die beschriebene Gegenübertragungsreaktion sich oft „schleichend" einstellt, ist es ratsam. Behandlungen von Panikpatienten in der interkollegialen Intervision oder der Supervision vorzustellen.

Merke:

Ansteckende Angst des Patienten kann die Exploration angstauslösender Inhalte behindern.

Fallbeispiel Frau A.

Im Fall von Frau A. hatte sich in der ersten Behandlungsphase einer 25-stündigen Kurzzeittherapie gezeigt, dass das Aufbrechen der Erkrankung damit verbunden war, dass Frau S. sich wieder verliebt hatte. Der neue Partner lebte allerdings weit von ihrem aktuellen Wohnort entfernt.

Es hatte sich ein gutes therapeutisches Arbeitsbündnis entwickelt, die Paniksymptomatik war insgesamt deutlich reduziert, trat jedoch im Zusammenhang mit Wochenendbesuchen beim neuen Partner weiter auf.

Bei diesem Stand der Behandlung stellte die Therapeutin einen Videomitschnitt einer Behandlungsstunde eher aus Routine als aus einem akuten Bedürfnis nach Rat in einer Intervisionsgruppe zu PFPP-Behandlungen vor. Die Kollegen verwiesen darauf, dass zwischen der Patientin und der Behandlerin eine ihnen übersteigert scheinende Harmonie herrsche. Es stand die Frage im Raum, ob die von der Patientin ausgehende Schutzbedürfigkeit die Therapeutin daran hindere, die Zukunftspläne der Patientin – Andeutungen, in der Heimat des Freundes ein neues Leben beginnen zu wollen – und die daran geknüpften, eventuell angstauslösenden Fantasien der Patientin näher zu explorieren.

Die Intervision hatte der Therapeutin bewusst gemacht, dass sie sich von der Angst der Patientin hatte anstecken lassen und fürchtete, durch „kritische Fragen“ als Spielverderberin dazustehen, die der Patientin ihr neues Glück nicht gönne. So konnte sie, als die Patientin berichtete, sie sei in der Heimatstadt des Freundes gewesen, um sich dort für eine ausgeschriebene Stelle vorzustellen, und habe die Kinder bei der Mutter untergebracht, die weitere Erzählung der Patientin mit mehr kritischer Distanz hören als vor der Intervision. Die Patientin beklagte sich, dass die Mutter wieder einmal unzuverlässig gewesen sei und nicht gut für die Kinder gesorgt habe. Die Therapeutin verwies darauf, dass die Patientin diese Erfahrung schon oft gemacht habe, und fragte nach, was sie daran gehindert habe, die Kinder bei einer ihrer weit zuverlässigeren Freundinnen unterzubringen. Nun offenbarte die Patientin, dass bisher außer ihrer Mutter niemand – einschließlich der Kinder, die sie mitnehmen wollte – von ihren Umzugsplänen wüsste und sie einer Freundin den Grund für ihre Reise nicht hatte nennen wollen. Weitere Fragen zeigten, dass die Patientin fürchtete, die Kinder könnten ihre Umzugspläne an ihren Ex-Ehemann verraten und dieser könne sie am Umzug hindern oder versuchen, ihr die Kinder wegzunehmen. All dies berichtete die Patientin unter deutlichen körperlichen Zeichen von Angstaktivierung. Auf dem Weg in die nächste Behandlungsstunde erlitt sie eine heftige Panikattacke und sagte ihr Erscheinen telefonisch ab (zum weiteren Verlauf der Therapie vgl. Kapitel 4.3.1).

4.6.4 Panikpatienten mit ich-strukturellen Störungen

Panikattacken, die in Häufigkeit, Intensität und Ausgestaltung die Diagnose einer Panikstörung nach den Kriterien des DSM oder ICD rechtfertigen, können sowohl bei Patienten mit neurotischer Persönlichkeitsstruktur wie bei Patienten mit Frühstörungsanteilen oder ich-strukturellen Störun-

Einschätzung des psychischen Strukturniveaus ist unabdingbar, um über Modifikationen von Behandlungstechnik und Behandlungsdauer entscheiden zu können

gen auftreten. In der deskriptiven klassifikatorischen Diagnostik erhalten diese Patienten oft die Diagnose einer Persönlichkeitsstörung. Für eine psychodynamische Herangehensweise ist jedoch nicht das Vorhandsein oder Fehlen einer solchen komorbiden Störung ausschlaggebend, sondern die sorgfältige Einschätzung des psychischen Strukturniveaus des Patienten, der wegen einer Panikstörung Behandlung sucht, da sich aus der Strukturdiagnose – wie sie beispielsweise das OPD (Arbeitskreis OPD, 2006) vorsieht – wichtige Rückschlüsse auf die für den Patienten geeignete Behandlungstechnik ergeben. Die Notwendigkeit der Strukturdiagnose wird an dieser Stelle betont, da das Vorhandensein einer Panikstörung allein keine Rückschlüsse darüber erlaubt – die Kriterien einer Panikstörung nach ICD oder DSM können desorganisierte schizophrene Patienten ebenso erfüllen wie Patienten mit Borderline- oder neurotischen Charakterstrukturen.

Eine Beschreibung der Unterschiede zwischen Patienten mit Borderline-Persönlichkeitsorganisation und Patienten mit neurotischer Charakterstruktur geht über den Inhalt dieses Buches hinaus (vgl. Clarkin et al., 2001), dennoch soll auf einige notwendige Behandlungsmodifikationen hingewiesen werde, da sowohl Patienten mit ich-strukturellen Störungen bzw. Borderline-Strukturniveau wie neurotische Patienten wegen Panikstörungen Behandlung suchen.

Panikfokussierte Psychodynamische Psychotherapie erfordert keine bedeutsame Modifikation für Patienten mit weniger schweren Persönlichkeitsstörungen. Bei Patienten mit Borderline-Persönlichkeitsorganisiation bzw. ausgeprägteren ich-strukturellen Störungen sind jedoch Modifikationen im Umgang mit der Übertragung und in übertragungsbezogenen Interventionen notwendig. Grundsätzlich ist davon auszugehen, dass diese Patienten längere Zeit als Patienten mit neurotischem Strukturniveau brauchen, um Einsicht in maladaptive Lösungen ihres Abhängigkeits-/Autonomiekonflikts zu erlangen und diesen in der Übertragungsbeziehung zum Therapeuten durchzuarbeiten. Es ist deshalb nicht zu erwarten, dass sie von einer Kurzzeittherapie wesentlich profitieren werden. Ebenso ist zu erwarten, dass die Bearbeitung von Symptommanifestationen in der Übertragung Schwierigkeiten mit sich bringt, da diese Patienten weniger gut zur therapeutischen Ich-Spaltung in der Lage sind als Patienten mit neurotischem Persönlichkeitsniveau. Einerseits können sie schwer inneren Abstand von den Affekten und Vorstellungen gewinnen, die durch die Beziehung zum Therapeuten aktiviert werden. Andererseits können sie schwerer zwischen Projektionen auf den Therapeuten und dem Therapeuten als Person mit individuellen Zügen differenzieren. Zum behandlungstechnischen Umgang mit diesen Herausforderungen der Übertragungsbeziehung verweisen wir auf die Manuale zur psychodynamischen Behandlung von Patienten mit Borderline-Störungen, die die Arbeitsgruppen um Kernberg (Clarkin et al., 2001) und Fonagy (Fonagy et al., 2008) vorgelegt haben.

Merke:

Grundsätzlich halten wir die Explorations- und Klarifikationstechnik, die in Phase 1 der PFPP-Behandlung angewendet wird, um die Umstände des Entstehens der Panikattacke und der sie begleitenden Fantasien herauszuarbeiten, auch für vortrefflich geeignet, Patienten mit ich-strukturellen Störungen Einsicht in die äußeren Umstände und inneren Situationen zu verschaffen, aus denen heraus Panikanfälle entstehen. Wir raten aber dazu, sich für die Behandlung dieser Patienten Zeit zu nehmen und den behandlungstechnischen Umgang mit der Übertragung den Vorgehensweisen anzupassen, die sich im Umgang mit diesen Patienten bewährt haben.

Instabiles Selbstwertgefühl als Mitauslöser von Panikattacken

Die Behandlung von Patienten mit narzisstischer Persönlichkeitsstörung erfordert ebenfalls behandlungstechnische Modifikationen. Diese Patienten erleben Panikanfälle oft als Schwäche und sind durch sie extrem beschämt, zugleich können Situationen, die von außen betrachtet harmlos wirken, Panikattacken und Wut auslösen, da sie das fragile Selbstwertgefühl dieser Patienten angreifen. Deshalb muss die extreme Verwundbarkeit des Selbstwertgefühls frühzeitig als Auslöser für Panikattacken in Betracht gezogen und entsprechend gedeutet werden.

Wut auf die als Schwäche erlebte Paniksyptomatik verstärkt Panikattacken

Es ist daher ratsam, das Vorhandensein narzisstischer Persönlichkeitszüge vor Aufnahme der Behandlung sorgfältig zu evaluieren und diese Charakterzüge bei der Durchführung der Psychotherapie zu berücksichtigen. Mit einem narzisstischen Patienten sollte der Therapeut sofort darauf fokussieren, wie schwach und anfällig für Verletzungen der Patient sich fühlt und herausarbeiten, wie diese Charakterzüge zur Intensität der Panikattacken (via: Wut über die „Schwäche", die das Paniksymptom darstellt) und zum Vermeidungsverhalten (via: keine Schwäche zeigen wollen) beitragen.

Fallbeispiel

Herr R., ein 25 Jahre alter Mann, litt an rezidivierenden Panikattacken, die im Zusammenhang mit Zurückweisungen durch Frauen standen. In der Behandlung zeigte sich bei seinen Bemühungen, ein Liebesverhältnis einzugehen, ein wiederkehrendes Muster: Wenn sich eine Liebesbeziehung entwickelte, forderte er zunehmend die Aufmerksamkeit seiner Partnerin. Sobald die Partnerin nicht sofort auf seine Bedürfnisse einging, erlebte er dies als schmerzliche Zurückweisung. Häufig zogen sich die potenziellen Partnerinnen zurück, wenn er seine Verletztheit zeigte, dies verstärkte seine Gefühle von Zurückweisung, Ärger und Angst. Häuften sich die Zurückweisungen, steigerte sich die Angst von Herrn R. zu Panikattacken, während der Panikepisoden war Herr R. wütend auf seine Freundinnen.

Das beschriebene Verhaltensmuster des Patienten zeigte sich auch bald in der Beziehung zu seinem Therapeuten. Herr R. verpasste häufig Sitzungen und reagierte wütend und verletzt, als ihm ein Ausfallhonorar in Rechnung gestellt wurde. Er bat regelmäßig um die Verschiebung der vereinbarten festen Behandlungstermine und wurde wütend, wenn keine Alternativtermine verfügbar waren. Im Verlauf der Therapie gewann der Patient zunehmend Einsicht in dieses Muster.

Th.: Was meinen Sie, was geschieht, wenn sich eine Beziehung zu einer Frau entwickelt?

P.: Ich bin nicht sicher. Ich habe das Gefühl, dass sie mich verlassen wird. Ich vertraue ihr wirklich nicht. Und ich habe das Gefühl, dass Sie das Gleiche tun werden.

Th.: Wie meinen Sie das?

P.: Sie werden irgendwann genug von mir haben. Sie werden mich nicht mehr behandeln wollen. Vielleicht würde ich das nicht befürchten, wenn Sie mich netter und bevorzugter behandeln würden.

Th.: Sie meinen, so wie Sie auch von Ihren Freundinnen besondere Aufmerksamkeit als Liebesbeweis erwarten?

P.: Ja. Und sie tun nie genug. Sie lösen meine Erwartungen nie ein.

So wurde Herrn R. bald deutlich, dass sein Wunsch nach besonderer Aufmerksamkeit und den daraus resultierenden Anforderungen an mögliche Partnerinnen im Zusammenhang mit einem geringen Selbstwertgefühl und Ängsten vor dem Verlassenwerden standen. Die weitere Behandlung deckte lebensgeschichtliche Hintergründe seiner auf Liebesbeziehungen bezogenen Erlebens- und Verhaltensmuster auf: Er berichtete z. B., dass seine Mutter plötzlich ärgerlich auf ihn geworden war, sich zurückgezogen und über Tage geweigert hatte, mit ihm zu sprechen. In einer Sitzung kurz vor einer längeren Behandlungspause hatte Herr R. eine Panikepisode.

P.: Ich habe Angst Ihnen zu zeigen, dass ich Sie brauche, denn dann könnten Sie mich noch mehr verletzen.

Th.: Was würde ich tun?

P.: Mich einfach verlassen. Nicht antworten, wenn ich Sie anrufen würde. Ich würde verzweifeln. Ich erinnere mich, wie verängstigt ich jedes Mal war, wenn ich merkte, dass meine Mutter in Wut geriet, denn ich wusste, dass sie jetzt tagelang nicht mit mir sprechen würde, ich würde ganz allein sein. Wie konnte sie mir das antun?

Innerhalb von 6 Behandlungsmonaten wurde Herrn R. deutlich, dass seine Verlustangst ihn dazu brachte, von potenziellen Partnerinnen außerordentliche Liebesbeweise zu verlangen und dass er die Frauen gerade dadurch in den Rückzug trieb. Ebenso wurde ihm bewusst, dass sein Wunsch „ganz besonders“ behandelt zu werden, mit dieser Verlustangst eng verbunden war. Das Bewusstwerden dieser Zusammenhänge machte ihm ein anderes Verhalten möglich, sich entwickelnde Liebesbeziehungen brachen nicht mehr so schnell ab wie vor der Behandlung und seine Panikattacken traten nicht mehr auf. (Fallbeispiel nach Milrod et al., 1997)

4.6.5 Panikpatienten mit psychotischer Störung

PFPP für Patienten mit psychotischen Störungen ungeeignet

Psychotische Patienten können akut unter einer komorbiden Panikstörung leiden, und die Paniksymptome können vorübergehend Fokus einer die pharmakologische Behandlung begleitenden Psychotherapie sein. Obgleich psychodynamische Techniken diesen Patienten helfen können, die affektiven Auslöser anzuerkennen, die ihren Panikattacken vorausgehen, ist die Hauptrichtung der Behandlung für solche Patienten notwendigerweise pharmakologisch, und der zentrale psychodynamische Fokus ist das Thema der Realitätsprüfung. Daher empfehlen wir die PFPP nicht für Patienten mit psychotischen Störungsbildern, die zugleich eine Panikstörung haben.

5 Wirksamkeit der PFPP

5.1 Wissenschaftlicher Hintergrund

Die evidenzbasierte Medizin erfordert, die gegenwärtig beste wissenschaftliche Evidenz für Entscheidungen in der medizinischen Versorgung individueller Patienten heranzuziehen. Daher beruhen auch die aktuellen wissenschaftlich-medizinischen Leitlinien zur Angstbehandlung (z. B. American Psychiatric Association, 2009) auf einer Bewertung der Evidenz für bestimmte Behandlungsverfahren; als höchstes Evidenzkriterium werden randomisierte kontrollierte Studien angesehen (vgl. Beutel, Doering, Leichsenring & Reich, 2010). In die Empfehlung der Leitlinien gehen im Expertenkonsens aller beteiligten Fachgesellschaften weitere Aspekte ein:

- klinische Relevanz,
- ethische Aspekte,
- Patientenpräferenzen,
- Konsistenz und Effektstärke der Studien,
- Abwägung der Effekte: Nutzen, Risiken, Nebenwirkungen,
- Anwendbarkeit auf die Patientenzielgruppe und
- Umsetzbarkeit in den Versorgungsalltag (Nahtstellen, Ressourcen).

5.2 Evidenzbasierte Empfehlungen für die Behandlung von Panikstörungen

In zahlreichen kontrollierten randomisierten Studien wurde in den letzten Jahren kognitive Verhaltenstherapie (KVT), kombiniert mit Expositionsbehandlung, als effiziente Behandlung für Panikstörungen etabliert (Sánchez-Meca et al., 2010). Beispielsweise kommen die Leitlinien der American Psychiatric Association (2009) zu der Empfehlung: „KVT ist die psychosoziale Behandlung [...] die am häufigsten für Patienten indiziert ist, die sich mit einer Panikstörung vorstellen [I]. ... eine zeitbegrenzte Behandlung (10–15 wöchentliche Sitzungen) hat dauerhafte Effekte. Expositionstherapie [...] ist auch effektiv [I]." und bewerten diese Behandlungsmethoden mit Evidenzgrad I („mit beträchtlichem klinischen Vertrauen").

Trotz der nachgewiesenen Effektivität von kognitiver Verhaltenstherapie respondiert jedoch ein beträchtlicher Teil der behandelten Panikpatienten (29 bis 48 %) nicht auf die Behandlung (Barlow, Gorman, Shear & Woods, 2000; Craske, Brown & Barlow, 1991); ein substanzieller Anteil (25 bis 35 %) bricht vorzeitig die Behandlung ab (Barlow et al., 2000). Es gibt wenig zuverlässige Daten zur Langzeitwirkung von kognitiver Verhaltenstherapie. Nadiga, Hensley und Uhlenhuth (2003) kommen im Vergleich zu pharmakotherapeutischen Behandlungen zu dem ernüchternden Ergebnis, dass nur drei Studien ihren methodischen Kriterien für Langzeitkatamnesen genügten (obgleich sie nur einen Katamnesezeitraum von mindestens 6 Monaten voraussetzten). Von diesen zeigten nur zwei mäßige protektive Effekte von KVT über das Ende der Behandlung hinaus.

Den höchsten Empfehlungsgrad (I) geben die amerikanischen Leitlinien auch für folgende Psychopharmaka:

- Selektive Serotonin-Wiederaufnahmehemmer (SSRI),
- Serotonin-Noradrenalin-Wiederaufnahmehemmer (SNRI),
- trizyklische Antidepressiva (TCA),
- Benzodiazepine.

Viele Panikpatienten tolerieren Psychopharmaka jedoch nicht und nehmen sie nicht kontinuierlich oder in zu geringer Dosierung. Insbesondere die älteren Antidepressiva, aber auch die neueren (SSRI, SNRI) haben beträchtliche Nebenwirkungen, neben Gewichtszunahme und Verlust von sexuellem Interesse auch spezielle Nebenwirkungen wie Mundtrockenheit oder Benommenheit, die Panikpatienten wegen der Ähnlichkeit zu ihren Angstsymptomen schlecht tolerieren. Insgesamt fehlen Nacherhebungen zu Langzeiteffekten. Vielfach kommt es nach dem Absetzen zu Rückfällen. Insbesondere die Empfehlung von Benzodiazepinen ist allerdings angesichts der Abhängigkeitsproblematik von vielen Patienten mit Panikstörung nicht nachvollziehbar (vgl. Zwanzger & Deckert, 2007).

Auf dem Hintergrund der dargestellten Befundlage besteht daher wissenschaftlich ein großer Bedarf an alternativen, nicht pharmakologischen Behandlungsverfahren, zumal einige Patienten eine Expositionsbehandlung nicht tolerieren, aus somatischen (z. B. instabile koronare Herzerkrankung) oder psychischen Gründen (z. B. Furcht, überwältigt zu werden).

In den letzten Jahren konnte die Wirksamkeit psychodynamischer Kurztherapien in einer Reihe von klinischen randomisierten Studien bei verschiedenen Störungsbildern nachgewiesen werden (vgl. Metaanalysen von Abbass, Kisely & Kroenke, 2009; Leichsenring, Rabung & Leibing, 2004). Vor dem Hintergrund des konzeptuell breiter angelegten Angstverständnisses wurde die operationale Definition von Angststörungen, insbesondere der Panikstörung, von Psychoanalytikern nur zögernd nachvollzogen. Obgleich Angststörungen in der psychoanalytischen und tiefenpsychologischen Praxis weiterhin zu den hauptsächlichen Erkrankungen zählten (Jakobsen et al., 2007; Milrod & Shear, 1991), wurden daher im Vergleich zur kognitiven Verhaltenstherapie wenige Studien durchgeführt. In den zitierten amerikanischen Leitlinien werden deshalb psychodynamische Psychotherapien lediglich mit dem schwächsten Empfehlungsgrad III („kann auf der Grundlage individueller Umstände empfohlen werden") wie folgt bewertet: „Obgleich psychodynamische Psychotherapien, die sich breiter auf emotionale und interpersonale Themen fokussieren, nicht formell an Panikstörungen geprüft wurden, legen einige Daten aus Fallberichten nahe, dass dieser Zugang für einige Patienten hilfreich sein kann". Eine eigene Bewertung erhält die PFPP: „Panikfokussierte psychodynamische Psychotherapie hat auch ihre Wirksamkeit bei der Panikstörung gezeigt, obgleich ihre empirisch Basis begrenzter ist… (Diese) kann in einigen Fällen als initiale psychosoziale Behandlung angezeigt sein (z. B. Patientenpräferenz) … (in der Durchführung) … zeitbegrenzt (zweimal wöchentlich über 12 Wochen)"

5.3 Theoretische Überlegungen zu den zentralen Wirkmechanismen der PFPP

Arbeit an den Fantasien, die den Angstanfall begleiten und Durcharbeiten von Konflikten in der Übertragung klären intersubjektive Bedeutung der Paniksymptomatik

Zentral für die PFPP ist das Bewusstmachen der intersubjektiven Auslöser der Panikattacke: Wut auf diejenigen, von denen sich der Patient abhängig fühlt und Angst, die Kontrolle über diese Wut zu verlieren. Die Arbeit mit der Übertragung macht diesen Zusammenhang im Hier und Jetzt erlebbar – der Patient wird auf das, was sich in der Beziehung zum Therapeuten ereignet hat, verwiesen und kann so dieser Erkenntnis nicht mehr ausweichen. Zugleich macht er die Erfahrung, dass die Exploration von Wut, Ärger und Konflikten möglich ist, ohne dass er oder der Therapeut die Kontrolle über sich verlieren. Die damit verbundene Beruhigung mindert die Paniksymptome: die Exposition erfolgt gegenüber der bisher durch Vermeidung vom Bewusstsein ferngehaltenen *intersubjektiven Bedeutung des Angstanfalls.* Schließlich verschiebt die Arbeit an den Konfliktthemen, die die Panikstörung ausgelöst haben und aufrechterhalten, den Blick des Patienten auf die Störung, die ihn in die Psychotherapie geführt hat: Die Panikattacke wird für ihn als Symptom, d. h. als Hinweis auf Beziehungskonflikte und damit verbundene Selbstwertprobleme, verstehbar. Dieser Perspektivwechsel kann die Sicht des Patienten auf sich selbst entscheidend verändern; so konnten die Autoren bei der Durchführung einer Psychotherapiestudie, in der PFPP und KVT als Kurzzeittherapien der Panikstörung miteinander verglichen wurden, die Erfahrung machen, dass eine Reihe der mit der PFPP behandelten Patienten nach dem vereinbarten therapiefreien Intervall von 6 Monaten (Katamnesezeitraum) ihre Therapeuten

Perspektivwechsel: Angstanfall wird als Symptom von Beziehungs- und Selbstwertkonflikten verstehbar

wieder aufsuchten, um die Arbeit an Beziehungs- und Selbstwertkonflikten fortzusetzen, obwohl diese Patienten nicht mehr an einer Panikstörung litten (Subic-Wrana et al., 2010).

Aus psychoanalytischer Sicht macht der Patient in der KVT bei Vorbereitung und Durchführung der Exposition mit dem Therapeuten als „steuerndem Objekt" Erfahrungen, die den bei Panikstörungen typischen negativen Erfahrungen mit den Eltern eine „korrigierende" positive Erfahrung entgegenstellen: Ermutigung ersetzt Herabsetzung, Emotionen werden nicht ignoriert, sondern – beispielsweise in der Exploration der seelischen und körperlichen Zeichen des Angstanfalls und der ihn auslösenden Umstände – ernst genommen, Modelle zur Entstehung von Angst bieten ebenso Halt wie die Begleitung durch die anflutende Angst in der Exposition bis zur Erfahrung der Beruhigung (Habituation).

KVT fokussiert auf veränderten Umgang mit dem Angstanfall und nicht auf psychodynamische Entstehungsbedingungen

Im Unterschied zur PFPP werden Anzeichen der von vergangenen Erfahrungen geprägten Erwartung, in der Behandlungsbeziehung wieder von einem verständnislosen, übermächtigen Gegenüber abhängig zu sein, nicht bevorzugt ausgearbeitet. Auch die in vergangenen oder aktuellen Abhängigkeitsbeziehungen erlebte Wut wird nicht wie in der PFPP systematisch mit der Paniksymptomatik verknüpft – in der Verhaltenstherapie muss sich der Patient dem *Angsterleben* denkend und handelnd aussetzen.

Auch wenn sich symptomzentrierte KVT und PFPP in ihren Behandlungsstrategien im direkten Umgang mit der Paniksymptomatik unterscheiden, setzen sie bei der Behandlung der Panikvulnerabilität auf Wirkmechanismen, die die Stärkung des Selbstwertgefühls zur Folge haben sollen. Die Verhaltenstherapie erreicht dies indirekt durch die Erweiterung der Fähigkeit, Angstspannung auszuhalten und sich bisher vermiedenen Situationen zu stellen. Diese so erreichte Stärkung des Selbstwertgefühls könnte zur besseren Tolerierung von Wutaffekten führen, insbesondere dann, wenn der Patient durch ergänzende Arbeit an der sozialen Kompetenz auch hier die Erfahrung größerer Selbstwirksamkeit macht. Aus psychoanalytischer Sicht werden bei der KVT Verschiebungen (z. B. Angst, Panikattacken in engen Räumen zu bekommen als Verschiebung der Angst, in der Beziehung zum übermächtig erlebten Objekt erdrückt zu werden) nicht aufgearbeitet.

KVT stärkt indirekt das Selbstwertgefühl

Die PFPP arbeitet daran, den Beziehungsaspekt der Panikattacken herauszuarbeiten; hier werden Verschiebungen durch die Frage nach ihrer Bedeutung aufgelöst und die für Abhängigkeitsbeziehungen charakteristische Gefühlsambivalenz in der Übertragungsbeziehung erfahren, benannt und ausgehalten. Auch diese Arbeit zielt darauf ab, das Selbstwertgefühl zu stärken und die Übertragung der in der Behandlungsbeziehung erfahrenen Konfliktfähigkeit auf die Alltagsbeziehungen des Patienten zu bewirken. Tabelle 1 stellt die Vorgehensweisen nach PFPP und KVT einander gegenüber.

Tabelle 1: Unterschiede zwischen PFPP und KVT (nach Subic-Wrana et al., 2006)

PFPP	KVT
• exploriert emotionale Bedeutung und unbewusste Gründe von Angstvorstellungen	• kognitive Unterscheidung zwischen realen und vermeintlichen Gefahren
• Strukturierung der Behandlungsbeziehung durch den Dialog zwischen Patient und Therapeut	• Strukturierung der Behandlungsbeziehung durch Übungen und Hausaufgaben
• Deutung der ambivalent-abhängigen Übertragungsbeziehung	• partnerschaftliche Zusammenarbeit
• Verzicht auf Exposition, Fokus auf Beziehungshandeln und Beziehungserleben des Patienten und den damit verbundenen Angstquellen	• nach Vorbereitung Exposition gegenüber angstauslösenden Situationen

5.4 Empirische Wirksamkeitsnachweise

Die Arbeitsgruppe um Milrod hat zwei empirische Studien zur Wirksamkeit der PFPP vorgelegt; primäres Zielkriterium zur Bestimmung der Wirksamkeit der PFPP war jeweils die Panic Disorder Severity Scale (PDSS; Shear et al., 1997), ein in verhaltenstherapeutischen Studien zur Behandlung der Panikstörung oft genutztes diagnostisches Interview, das die Ausprägung der Panikstörung standardisiert erfasst. In der ersten Studie, einem „open trial“ (Milrod et al., 2001), in der Patienten mit der Hauptdiagnose einer Panikstörung mit der PFPP als Kurzzeittherapie (24 Sitzungen) behandelt wurden, konnte gezeigt werden, dass die erreichte Minderung der Paniksymptomatik ähnliche Effektstärken aufwies, wie sie in verhaltenstherapeutischen Studien von Barlow und Kollegen (2000) berichtet worden war. Barlow und Kollegen hatten symptomzentrierte KVT der Panikstörung in einem randomisierten, kontrollierten Untersuchungsdesign mit der Wirkung von antidepressiver Medikation als pharmakologische Therapie der Wahl bei Panikstörungen verglichen, sie konnten zeigen, dass die medikamentöse Therapie der psychotherapeutischen Behandlung deutlich unterlegen war. Indem die Milrod-Arbeitsgruppe zeigen konnte, dass sie mit der PFPP vergleichbare Effekte erreichte wie Barlow et al. mit KVT, gab es einen ersten – wenn auch indirekten – Hinweis, dass die PFPP medikamentöser Behandlung allein überlegen ist.

Für die Studie wurden Studientherapeuten, die mindestens 3 Jahre psychoanalytisches Training abgeschlossen hatten, auf der Grundlage des Behandlungsmanuals (Milrod et al., 1997) in einem 12-stündigen Kurs trainiert. Die ersten Fälle wurden engmaschig supervidiert. Die Behandlungsfälle wurden in monatlicher Gruppensupervision mithilfe von Videoaufzeichnungen der Behandlungen vorgestellt.

21 Patienten mit der Hauptdiagnose einer Panikstörung wurden mit 24 Behandlungsstunden über 12 Wochen hinweg behandelt. Es wurde keine zusätzliche Pharmakotherapie zugelassen; bestehende Pharmakotherapien wurden vor Behandlungsbeginn ausgeschlichen. Vier Patienten brachen die Studie ab, und 16 der verbliebenen 17 Patienten beendeten die Behandlung erfolgreich (mehr als 40 % Reduktion des Ausgangswertes der PDSS; Shear et al., 1997). Deutliche Verbesserungen fanden sich auch bei psychosozialen Funktionen, nicht panikbezogenen Ängsten und Depression. Bei 8 von 14 Patienten bestanden bei Behandlungsbeginn schwerwiegende depressive Erkrankungen, die gleichfalls remittierten. Ohne weitere Behandlung wurden die Behandlungsfortschritte über 6 Monate aufrechterhalten.

In einer zweiten Studie haben Milrod und Kollegen (2007) die PFPP in einem randomisierten kontrollierten Studiendesign mit einem an die Verhaltenstherapie angelehnten Behandlungsprogramm mit psychoedukativen Elementen, Entspannungstraining und Hausaufgaben („Applied Relaxation Training"; Ost, 1988) verglichen. „Applied Relaxation Training" (ART), zu Deutsch etwa „angewandtes Entspannungstraining", ist eine wirksame Behandlung für Panikstörungen, jedoch weniger wirksam als KVT (Sánchez-Meca et al., 2010).

49 Patienten zwischen 18 und 55 Jahren mit der Hauptdiagnose einer Panikstörung mit oder ohne Agoraphobie mit mindestens einer Panikattacke pro Woche wurden zufällig PFPP (N = 26) oder ART (N = 23) zugewiesen. Dropout-Raten in der PFPP-Bedingung waren mit 7 % geringer als bei ART (34 %). Außer einem leichten Überwiegen von Männern beim ART unterschieden sich die beiden Bedingungen nicht. 78 % aller Studienteilnehmer hatten eine Agoraphobie, 22,5 % litten unter einer Depression und 49 % erfüllten die Kriterien einer Persönlichkeitsstörung, in der großen Mehrzahl (79 %) Cluster C, d. h. ängstlich-vermeidende, abhängige oder zwanghafte Persönlichkeitsstörungen.

In beiden Bedingungen wurden die Patienten über 12 Wochen jeweils zweimal wöchentlich gesehen (24 Behandlungseinheiten). Die Behandlungseffekte unterschieden sich hinsichtlich des Hauptzielkriteriums PDSS deutlich (Effektstärke zwischen den Gruppen von 0,95) zugunsten der PFPP, auch wenn man die Dropouts in die Analysen einschloss („last observation carried forward"). Nach den zuvor festgelegten Erfolgskriterien sprachen mit 73 % tendenziell mehr Patienten auf die PFPP-Bedingung an als auf das Applied Relaxation Training (39 %; $p < .10$).

PFPP reduziert Paniksymptome stärker als angeleitete Entspannung

In einer weiteren Auswertung untersuchten die Autoren den Einfluss einer Persönlichkeitsstörung auf das Behandlungsergebnis: Es zeigte sich, dass die Behandlungseffekte zugunsten der PFPP deutlich größer waren bei den Patienten mit vs. ohne eine Persönlichkeitsstörung. Die Autoren interpretieren diesen Befund so, dass die Passivität und kindliche Abhängigkeit vieler Panikpatienten, die auch für die Persönlichkeitsmerkmale von Cluster-C-Persönlichkeiten charakteristisch ist, in der PFPP gezielt anhand von Übertragungsphantasien bearbeitet wird.

„Mainzer PFPP-Studie": Wirksamkeit der PFPP unterscheidet sich nicht signifikant von KVT mit Exposition

In Deutschland wurde die PFPP in der „Mainzer PFPP-Studie" (Subic-Wrana et al., 2010) als ambulante Kurzzeitpsychotherapie mit KVT mit Exposition gegenüber panikauslösenden Situationen (Schneider & Margraf, 1998) verglichen. Insgesamt konnten 54 Patienten in die Studie eingeschlossen werden, ebenso wie in der Studie von Milrod et al. (2007) wurden die Patienten in einem randomisierten, kontrollierten Studiendesign einer der beiden Behandlungsbedingungen zugewiesen. Bei einer Randomisierung von 2 (PFPP) zu 1 (KVT) beendeten N = 29 die PFFP und N = 15 die KVT regulär. Die Behandlungen wurden von im jeweiligen Manual geschulten, erfahrenen Praktikern durchgeführt; entsprechend den deutschen Psychotherapierichtlinien für Kurzzeittherapie erhielt jeder Patienten 25 Behandlungseinheiten, die PFPP wurde mit einer Frequenz von 2 Stunden pro Woche durchgeführt; nach einem therapiefreien Intervall von 6 Monaten wurden die Patienten nachuntersucht. Sowohl bei Behandlungsende wie bei der 6-Monats-Katamnese erwiesen sich beide Verfahren in der Reduktion der Paniksymptomatik – gemessen mit der PDSS – als hoch wirksam, die erreichten Behandlungseffekte unterschieden sich nicht signifikant. Ebenso wurde durch beide Behandlungsmethoden die allgemeine psychische Situation der Patienten bedeutsam verbessert. Vergleichbare Effekte wurden bezüglich psychosozialer Funktionen gefunden.

Emotionsspiegelung allein ist der Deutung panikassozierter Konflikte in der Wirksamkeit unterlegen

Schließlich soll noch ein interessanter Befund aus der Arbeitsgruppe von Milrod berichtet werden: In einer kleinen Studie wurde PFPP mit einem Ansatz verglichen, in dem der Therapeut lediglich emotionsspiegelnd arbeitet (Shear, Houck, Greeno & Masters, 2001), jedoch nicht konfliktzentriert deutet. Die PFPP war dem lediglich emotionsspiegelnden Ansatz deutlich überlegen – dieser empirische Befund unterstreicht die Wirksamkeit einer Vorgehensweise, in der die der Paniksymptomatik unterliegenden interpersonellen und intrapsychischen Konflikte gezielt herausgearbeitet werden.

6 Varianten der PFPP und Kombination mit anderen Methoden

6.1 Kurz- und Langzeittherapie

PFPP kann sowohl als Kurz- (25 Sitzungen) wie auch als Langzeitpsychotherapie (50 bis 100 Sitzungen; die Anzahl der Sitzungen orientiert an den Richlinien für die Behandlung gesetzlich Versicherter in Deutschland) eingesetzt werden. Bei der Wahl der Behandlungslänge sollte der Therapeut das ich-strukturelle Niveau des Patienten berücksichtigen, hierzu sei auf die Ausführungen in Kapitel 4.6.4 verwiesen.

Vorliegen ich-struktureller Störungen oder ausgeprägter Depressionen sprechen für Langzeittherapie

Empirische Studien zum Vergleich der Wirksamkeit eines kurz- bzw. langzeittherapeutischen Vorgehens in der PFPP liegen bisher nicht vor. Die in der „Mainzer PFPP-Studie" (Subic-Wrana et al., 2010) gesammelten klinischen Erfahrungen zeigen, dass eine Kurzzeittherapie auch bei stark ausgeprägter Paniksymptomatik und deutlich ausgeprägter Agoraphobie erfolgreich sein kann. Bei den im Rahmen dieser Studie behandelten Patienten waren die starke Ausprägung selbstberichteter depressiver Symptomatik, eine gering ausgeprägte Fähigkeit, Gefühle bewusst wahrzunehmen und differenziert zu beschreiben und das Vorliegen einer Persönlichkeitsstörung mit geringerem Ansprechen auf die Kurzzeittherapie verbunden – auch diese Befunde unterstreichen die Wichtigkeit der Berücksichtigung des ich-strukturellen Niveaus bei der Wahl der Behandlungslänge.

6.2 Kombination mit anderen Behandlungsansätzen

Therapeuten, die Patienten mit Panikstörungen behandeln, können psychodynamische Psychotherapie mit anderen Arten von Ansätzen kombinieren. Psychodynamisches Wissen und Techniken können auch in Verbindung mit kognitiv-behavioralen Behandlungsansätzen oder Pharmakotherapie hilfreich sein.

6.2.1 PFPP und kognitiv-behaviorale Therapie

Bei der Behandlung von Angststörungen konnten im stationären Rahmen vielfältige Erfahrungen bei der Kombination von kognitiv-behavioralen Behandlungselementen mit einem psychodynamischen Vorgehen gesammelt

Integration kognitiv-behavioraler Behandlungsansätze bei psychodynamischer Fallkonzeption

werden. Eigene Erfahrungen der Autoren stützen sich auf einen Behandlungsansatz in der akut-stationären psychosomatischen Krankenhausbehandlung, bei dem übende Techniken, psychoedukatives Vorgehen und Elemente der kognitiv-behavioralen Therapie (z. B. Führen von Symptomtagebüchern, Exposition gegenüber angstauslösenden Situationen) in ein multimodales Behandlungsprogramm integriert werden, bei dem die Behandlungskonzeption und die Zusammenführung der mit dem Patienten in den einzelnen „Therapiebausteinen" gemachten Erfahrungen einem psychoanalytischen Verständnismodell folgen (Beutel, Michal & Subic-Wrana, 2008; Subic-Wrana, Beutel, Garfield & Lane, 2011)

Exposition bringt bei ausgeprägter Vermeidung die mit dem Symptom verbundenen Vorstellungen und Fantasien in die Therapie

Diese Erfahrungen zeigen zweierlei: Gerade bei Panikpatienten, die ausgeprägte Vermeidungstechniken entwickelt haben, bringt oft erst die nach den Regeln der kognitiv-behavioralen Therapie durchgeführte Exposition gegenüber angstauslösenden Situationen das Symptom „in die Therapie". Nachdem der Patient sich angstauslösenden Situationen ausgesetzt hat, ist es möglich, die mit dem Paniksymptomen verbundenen Gefühle und Fantasien zu explorieren und die symptomerhaltenden interpersonellen und intrapsychischen Konflikte herauszuarbeiten; auch die psychodynamische Exploration der Gründe, die einem Patienten die Exposition gegenüber angstauslösenden Situationen unmöglich erscheinen lassen, bietet Zugang zu den inneren Konflikten, die die Panikstörung generieren. Hier erweist sich Freuds Diktum, dass der Feind, d. h. die Angst, nicht in Abwesenheit erschlagen werden kann, als bis heute gültige klinische Erfahrung. Andererseits kann ein psychodynamisches Vorgehen bei Patienten hilfreich sein, die auf lege artis durchgeführte Exposition nicht erwartungsgemäß, d. h. nicht mit Angstreduktion reagieren. Hier handelt es sich häufig um Patienten, die nur sehr schwer Zugang zu ihrer inneren Welt finden bzw. die dazu tendieren, die Existenz innerer oder interpersoneller Konflikte zu verleugnen – die wenig erfolgreiche Exposition lässt sie daran festhalten, dass sie dem Angstsymptom hilflos ausgeliefert sind. Kann dieser Umgang mit der Exposition als psychodynamische Reinszenierung einer Abhängigkeitsbeziehung verstanden werden, ergeben sich Deutungsmöglichkeiten für die aktuelle Beziehung zwischen Patient und Behandler bzw. Behandlungsteam, die bei der Auflösung des eingetretenen Behandlungsstillstands hilfreich sein können.

„Wirkungslosigkeit" von Exposition durch psychodynamische Exploration und Deutung überwindbar

Fallbeispiel

Frau T. kam mit einer seit ca. 7 Jahren bestehenden, stark ausgeprägten Panikstörung in stationäre Behandlung; über die Jahre hatte sich die Symptomatik so zugespitzt, dass sie ihre Wohnung nur noch in Begleitung der im gleichen Haus lebenden Mutter verlassen konnte. Im Rahmen dieser generalisierten agoraphobischen Vermeidung war es zunächst nicht einfach, geeignete Ziele für die Expositionsbehandlung zu definieren. Je nach Fahrrichtung führten S-Bahnfahrten, die an dem Bahnhof starteten, der am nächsten zur Klinik gelegen war, durch einen langen Tunnel. Da die Panikerkrankung der Patientin mit Panikattacken bei diesen Tunneldurchfahrten begonnen hatte, entschloss sich das Behandlungsteam, die Fahrt mit der S-Bahn durch diesen Tunnel zum Ziel der Expositionsbehandlung zu machen. Wie in der Klinik üblich, wurde die Expositionsbehandlung durch die Pflegekraft, die im Rahmen des Bezugspflegesystems einen engen Kontakt zur Patientin hatte, vorbereitet und durchgeführt, während in den psychotherapeutischen Einzelsitzungen (tiefenpsychologisch fundierte Psychotherapie, panikfokussierte Arbeit nach den Prinzipien der PFPP) die Einfälle, Erinnerungen und Fantasien bearbeitet wurden, die durch die Expositionsbehandlung bei der Patientin ausgelöst wurden.

Nachdem es Frau T. erstmals gelungen war, alleine in der S-Bahn durch den Tunnel zu fahren, konnte sie die Umstände, die vor Jahren die ersten Panikattacken ausgelöst hatten und zu denen sie bisher keinen bewussten Zugang gehabt hatte, wieder erinnern: Sie hatte damals den Tunnel regelmäßig beim Pendeln zwischen Wohnung und Arbeitsstätte durchfahren müssen, die Arbeit hatte sie damals als sehr anstrengend erlebt und es hatte Konflikte mit Kollegen gegeben. Sie war tief enttäuscht gewesen, dass ihr damaliger Partner sich von ihr getrennt hatte, sie musste nun wieder ganz alleine für ihre aus einer anderen Beziehung stammenden Tochter sorgen und fühlte sich mit ihren Aufgaben als berufstätige, alleinerziehende Mutter überlastet. Die Tunneldurchfahrt verband damit zwei Lebensbereiche, die vielerlei Frustrationen für die Patientin bereitgehalten hatten. In den therapeutischen Gesprächen bekam die Patientin Zugang zu den Gefühlen von Wut und Hilflosigkeit, die sie damals beherrscht hatten. Ihr wurde auch deutlich, dass sie in der S-Bahn, in der sie stillsitzen musste und sich nicht durch Aktivität ablenken konnte, von den Gedanken und Gefühlen eingeholt worden war, die mit der schwierigen Arbeitssituation und der ebenso schwierigen privaten Situation verbunden waren; insbesondere konnte sie sich an den Zorn und Verlassenheitsängste erinnern, die mit der Trennung vom damaligen Partner verbunden gewesen waren.

Die durch die Expositionsbehandlung ausgelösten Erinnerungen überzeugten die Patientin davon, dass ihre Panikattacken damals nicht „aus heiterem Himmel" entstanden waren. Für sie war besonders die in den Einzelsitzungen herausgearbeitete Verbindung zwischen Wut und Panik wichtig, sie gaben ihr ein neues Verständnismodell für die Panikstörung, das sie auch auf aktuelle Aufkommen von Paniksymptomen anwenden konnte. Nach der erfolgreichen Exposition gegenüber der Tunnelfahrt konnte sie auch andere agoraphobische Vermeidungshaltungen schrittweise aufgeben.

6.2.2 Psychodynamische Psychotherapie und Pharmakotherapie

Es gibt zahlreiche Arbeiten, die die Vorteile der Kombination von psychotherapeutischer und pharmakologischer Behandlung herausarbeiten (z. B. Busch & Auchincloss, 1995; Goldhamer, 1983; Roose, 1990). Medikamente können einen modulierenden Effekt auf intensive Formen der Angst haben und es damit dem Patienten erst ermöglichen sich auf eine psychodynamische Behandlung seiner Panikerkrankung einzulassen. Psychopharmakologisch sind Serotonin-Wiederaufnahmehemmer (SSRI; Zwanzger & Deckert, 2007) Mittel der Wahl, zur Sedierung werden auch niedrigpotente Neuroleptika angewandt. Bei akuter, als unerträglich erlebter Angst erfolgt oft die Gabe von Benzodiazepinen, diese sollte aber wegen des Suchtpotenzials Notfällen vorbehalten sein und nicht über einen längeren Zeitraum erfolgen. Eine die Psychotherapie begleitende pharmakologische Behandlung der Panikerkrankung ist auch angezeigt, wenn Panikattacken oder Vermeidungsverhalten die Arbeitsfähigkeit und/oder Alltagsbewältigung des Patienten massiv behindern oder wenn der Patient auf die Panikstörung mit suizidalen Gedanken reagiert. Häufig kann die Medikation reduziert werden, sobald die psychotherapeutische Behandlung greift und die Intensität der Paniksymptomatik und das Gefühl, dieser hilflos ausgeliefert zu sein, nachlassen.

Medikation kann helfen, psychotherapeutische Behandlungsfähigkeit herzustellen

Fallbeispiel

Frau J. wurde zur Krisenintervention ca. 6 Wochen nach Einsetzen einer Panikstörung stationär aufgenommen. Die Panikattacken ereigneten sich insbesondere nachts, die Patientin wurde durch körperliche Angstzeichen – z. B. Herzrasen – aus dem Schlaf gerissen. Tagsüber gehörten Derealisationsgefühle – „als ob ich hinter einer Glaswand wäre" – zu den Paniksymptomen. Vor der Aufnahme hatte sie einige Nächte kaum geschlafen, da sie durch die Angst vor erneuten Panikattacken stark angespannt war und deshalb nicht einschlafen konnte, wegen des Schlafmangels fürchtete sie „verrückt" zu werden. Sie hatte sich nicht auf die von der Hausärztin vorgeschlagene Medikation einlassen können, da sie große Angst vor deren Nebenwirkungen hatte.

Bei der Aufnahmeuntersuchung hatte der zuständige Stationsarzt angstlösende Medikamente zur Nacht angeordnet, die Patientin war voller Zweifel, ob sie das Medikament wirklich nehmen sollte und brachte diese Zweifel auch in das psychotherapeutische Aufnahmegespräch. Die Therapeutin nahm diese Zweifel auf und explorierte die Befürchtungen der Patientin im Detail. Dabei stellte sich heraus, dass die Patientin sich nicht in der Lage sah, eine Entscheidung zwischen zwei „schlechten

Wahlmöglichkeiten“ zu treffen: Ohne Medikamente sah sie sich davon bedroht, immer wieder in Todesangst auslösende Zustände von Herz- und Pulsrasen zu geraten, mit Medikamenten fürchtete sie, die auch als extrem ängstigend erlebten Entfremdungsgefühle („wie hinter einer Glaswand“) als andauerende Medikamentennebenwirkung ertragen zu müssen. Als die Patientin die Lebensumstände schilderte, in denen die Panikstörung entstanden war, wurde ein Beziehungskonflikt offenbar: Sie fühlte sich von ihrem Mann stark vernachlässigt und hatte deshalb den Plan gefasst, ihn zu verlassen. Im Gespräch über die Hintergründe des Paarkonflikts sagte sie: „Aber eigentlich fühle ich innerlich, dass ich meinen Mann gar nicht verlassen will.“ An dieser Stelle hob die Therapeutin hervor, dass die Patientin bezüglich der Beziehung zu ihrem Mann in einem ähnlichen Dilemma zu stecken scheine wie bezüglich der Medikamente, auch hier gebe es für sie nur zwei schlechte Wahlen – bleiben und sich vernachlässigt fühlen oder gehen, obwohl sie nicht allein sein wolle. Die Patientin konnte diese Deutung annehmen und der Überlegung der Therapeutin folgen, dass das aktuell so bedrängend erlebte Dilemma um die Medikamenteneinnahme vielleicht so etwas wie ein Platzhalter für das extrem bedrohliche Beziehungsdilemma sei. Sie fragte die Therapeutin daraufhin, ob sie ihr raten würde, das Medikament auszuprobieren. Anders als in psychodynamischen Therapien sonst üblich, nahm die Therapeutin eindeutig Stellung zugunsten der Medikamenteneinnahme und erklärte der Patientin, dass sie durch das Schlafdefizit für erneute Panikattacken besonders anfällig sei und dass das Schlafdefizit es ihr auch schwer machen könnte, sich zu konzentrieren und von der Psychotherapie zu profitieren. Da die Angst der Patientin vor den Medikamentennebenwirkungen deutlich spürbar war, bot sie ihr zugleich ein kurzes Gespräch für den nächsten Tag an, damit sie Gelegenheit hätte, über ihre Erfahrungen nach der ersten Nacht mit Medikation zu sprechen. Mit dieser Unterstützung konnte sich die Patientin für die Medikation entscheiden, in der ersten Behandlungswoche suchte sie noch mehrfach die Rückversicherung der Therapeutin bezüglich der weiteren Einnahme, obwohl die befürchtete Nebenwirkung ausblieb. Ab der zweiten Behandlungswoche war ihr Schlaf weniger gestört, in den therapeutischen Gesprächen konnte sie sich dem Ehekonflikt zuwenden.

Ausschleichen von Benzodiazepinen unbedingt unter laufender Psychotherapie

Stark ausgeprägte Paniksymptomatik erfordert gelegentlich den Einsatz angstlösender Benzodiazepine. Da diese Medikamente ein hohes Abhängigkeitsrisiko/Suchtpotenzial haben, sollten sie nur kurzfristig gegeben werden; ihr Ausschleichen während der laufenden Psychotherapie ist auch deshalb erforderlich, weil sie einen starken Einfluss auf das Körpererleben haben und Patienten Zeit brauchen, um sich an das veränderte Körpererleben nach Ansetzen der angstlösenden Medikation zu adaptieren. Diese

Adaptation sollte während der laufenden Psychotherapie erfolgen, weil sonst die Gefahr besteht, dass irritierende Körperwahrnehmungen erneut Paniksymptome triggern könnten. Die Exploration der individuellen Bedeutung, die die oft hochwirksamen angstreduzierenden Medikamente für den Patienten haben, können zudem wichtige Hinweise auf die individuelle Formierung des Abhängigkeits-/Autonomiekonflikts geben, der der Panikstörung zugrunde liegt.

7 Literatur

Abbass, A., Kisely, S. & Kroenke, K. (2009). Short-term psychodynamic psychotherapy for somatic disorders. Systematic review and meta-analysis of clinical trials. *Psychotherapy and Psychosomatics, 78,* 265–274.

Alonso, J. & Lépine, J.P. (2007). Overview of key data from the European Study of the Epidemiology of Mental Disorders (ESEMeD). *Journal of Clinical Psychiatry, 68,* 3–9.

American Psychiatric Association. (2009). *Practice guideline for the treatment of patients with panic disorder* (2nd ed.). Washington, DC: Author.

Andrews, G., Pollock, C. & Stewart, G. (1989). The determination of defense style by questionnaire. *Archives of General Psychiatry, 46,* 455–460.

Arbeitskreis OPD (Hrsg.). (2006). *Operationalisierte Psychodynamische Diagnostik OPD-2. Das Manual für Diagnostik und Therapieplanung*. Bern: Huber.

Barlow, D.H., Gorman, J.M., Shear, M.K. & Woods, S.W. (2000). Cognitive-behavioral therapy, imipramine, or their combination for panic disorder: A randomized controlled trial. *Journal of the American Medical Association, 283,* 2529–2536.

Beutel, M.E. (2011). Neurobiologie. In R.H. Adler, W. Herzog, P. Joraschky, K. Köhle, W. Langewitz, W. Söllner et al. (Hrsg.), *Psychosomatische Medizin: Theoretische Modell und klinische Praxis* (S. 61–73). München: Urban & Fischer.

Beutel, M.E., Dietrich, S. & Wiltink, J. (2005). Entstehung und Verlauf der Panikstörung – neurobiologische, verhaltenstherapeutische und psychodynamische Modelle. *Psychotherapeut, 50,* 249–257.

Beutel, M.E., Doering, S., Leichsenring, F. & Reich, G. (2010). *Psychodynamische Psychotherapie. Störungsorientierung und Manualisierung in der therapeutischen Praxis.* Göttingen: Hogrefe.

Beutel, M.E., Michal, M. & Subic-Wrana, C. (2008). Psychoanalytically-oriented inpatient psychotherapy of somatoform disorders. *The Journal of The American Academy of Psychoanalysis and Dynamic Psychiatry, 36,* 125–142.

Beutel, M.E., Stark, R., Pan, H., Silbersweig, D. & Dietrich, S. (2010). Changes of brain activation pre- post short-term psychodynamic inpatient psychotherapy: An fMRI study of panic disorder patients. *Psychiatry Research-Neuroimaging, 184,* 96–104.

Bibring, E. (1954). Psychoanalysis and the dynamic psychotherapies. *Journal of the American Psychoanalytic Association, 2,* 745–770.

Bowlby, J. (1975). *Bindung.* Frankfurt am Main: Fischer.

Brähler, E., Schumacher, J. & Strauß, B. (Hrsg.). (2002). *Diagnostische Verfahren in der Psychotherapie*. Göttingen: Hogrefe.

Bruce, S.E., Yonkers, K.A., Otto, M.W., Eisen, J.L., Weisberg, R.B., Pagano, M. et al. (2005). Influence of psychiatric comorbidity on recovery and recurrence in generalized anxiety disorder, social phobia, and panic disorder: A 12-year prospective study. *American Journal of Psychiatry, 162,* 1179–1187.

Busch, F.N. & Auchincloss, E. (1995). The psychology of prescribing and taking medication. In H. Schwartz (Ed.), *Psychodynamic concepts in general psychiatry* (pp. 401–416). Washington, DC: American Psychiatric Press.

Busch, F.N., Cooper, A.M., Klerman, G.L., Penzer, R.J., Shapiro, T. & Shear, M.K. (1991). Neurophysiological, cognitive-behavioral, and psychoanalytic approaches to panic disorder: Toward an integration. *Psychoanalytic Inquiry, 11,* 316–332.

Busch, F.N., Shear, M.K., Cooper, A.M., Shapiro, T. & Leon, A.C. (1995). An empirical-study of defense-mechanisms in panic disorder. *Journal of Nervous and Mental Disease, 183,* 299–303.

Clarkin, J.F., Yeomans, F.E. & Kernberg, O.F. (2001). *Psychotherapie der Borderline-Persönlichkeit. Manual zur Transference-Focused Psychotherapy (TFP).* Stuttgart: Schattauer.

Craske, M.G., Brown, T.A. & Barlow, D.H. (1991). Behavioral treatment of panic: A two-year follow-up. *Behavioral Therapy, 22,* 289–304.

De Masi, F. (2004). The psychodynamic of panic attacks: A useful integration of psychoanalysis and neuroscience. *International Journal of Psychoanalysis, 85,* 311–336.

Deutsch, H. (1929). The genesis of agoraphobia. *International Journal of Psychoanalysis, 10,* 51–69.

Dilling, H., Mombour, W., Schmidt, M.H. & Schulte-Markwort, E. (Hrsg.). (2004). *Internationale Klassifikation psychischer Störungen. ICD-10 Kapitel V (F). Diagnostische Kriterien für Forschung und Praxis.* Bern: Huber.

Ehlers, A. & Margraf, J. (1993). „Angst vor der Angst“: Ein neues Konzept in der Diagnostik der Angststörungen. *Verhaltenstherapie, 3,* 14–24.

Ehlers, A. & Margraf, J. (2001). *Fragebogen zu körperbezogenen Ängsten, Kognitionen und Vermeidung (AKV). Manual* (2., überarb. u. neunorm. Aufl.). Göttingen: Beltz Test GmbH.

Etkin, A. & Wager, T.D. (2007). Functional neuroimaging of anxiety: A meta-analysis of emotional processing in PTSD, social anxiety disorder, and specific phobia. *American Journal of Psychiatry, 164,* 1476–1488.

Fava, M., Anderson, K. & Rosenbaum, J.F. (1990). „Anger attacks“: Possible variants of panic and major depressive disorders. *American Journal of Psychiatry, 147,* 867–870.

Fenichel, O. (1946). *The psychoanalytic theory of neurosis.* London: Routledge & Kegan Paul.

Fonagy, P., Gergely, G., Jurist, E.L. & Target, M. (2008). *Affektregulierung, Mentalisierung und die Entwicklung des Selbst.* Stuttgart: Klett-Cotta.

Fonagy, P., Leigh, T., Steele, M., Steele, H., Kennedy, R., Mattoon, G. et al. (1996). The relation of attachment status, psychiatric classification, and response to psychotherapy. *Journal of Consulting and Clinical Psychology, 64,* 22–31.

Freud, S. (1895). Über die Berechtigung, von der Neurasthenie einen bestimmten Symptomkomplex als „Angstneurose“ abzutrennen. In S. Freud, *Werke aus den Jahren 1892–1899* (Gesammelte Werke, Bd. 1, S. 312–342). Frankfurt am Main: Fischer.

Freud, S. (1900). *Die Traumdeutung* (Gesammelte Werke, Bd. 2/3). Frankfurt am Main: Fischer.

Freud, S. (1912). Zur Dynamik der Übertragung. In S. Freud, *Werke aus den Jahren 1909–1913* (Gesammelte Werke, Bd. 8, S. 364–374). Frankfurt am Main: Fischer.

Freud, S. (1926). Hemmung, Symptom und Angst. In S. Freud, Werke aus den Jahren 1925–1931 (Gesammelte Werke, Bd. 14, S.110–205). Frankfurt am Main: Fischer.

George, D.T., Anderson, P., Nutt, D.J. & Linnoila, M. (1989). Aggressive thoughts and behavior: Another symptom of panic disorder? *Acta Psychiatrica Scandinavica, 79,* 500–502.

Goldhamer, P.M. (1983). Psychotherapy and pharmacotherapy: The challenge of integration. *Canadian Journal of Psychiatry – Revue Canadienne de Psychiatrie, 28,* 173–177.

Gorman, J.M., Kent, J.M., Sullivan, G.M. & Coplan, J.D. (2000). Neuroanatomical hypothesis of panic disorder, revised. *American Journal of Psychiatry, 157,* 493–505.

Greenson, R.R. (1967). *The technique and practice of psychoanalysis. Volume 1.* Madison, CT: International Universities Press.

Hariri, A.R., Mattay, V.S., Tessitore, A., Fera, F. & Weinberger, D.R. (2003). Neocortical modulation of the amygdala response to fearful stimuli. *Biological Psychiatry, 53,* 494–501.

Jacobi, F., Wittchen, H.-U., Holting, C., Hofler, M., Pfister, H., Muller, N. et al. (2004). Prevalence, co-morbidity and correlates of mental disorders in the general population: Results from the German Health Interview and Examination Survey (GHS). *Psychological Medicine, 34,* 597–611.

Jacobs, T.J. (1986). On countertransference enactments. *Journal of the American Psychoanalytic Association, 34,* 289–307.

Jakobsen, T., Rudolf, G., Brockmann, J., Eckert, J., Huber, D., Klug, G. et al. (2007). Results of psychoanalytic long-term therapy in specific diagnostic groups: Improvement in symptoms and interpersonal relationships. *Zeitschrift für Psychosomatische Medizin und Psychotherapie, 53,* 87–110.

Kessler, R.C., Chiu, W.T., Jin, R., Ruscio, A.M., Shear, K. & Walters, E.E. (2006). The empidemiology of panic attacks, panic disorder, and agoraphobia in the National Comorbidity Survey Replication. *Archives of General Psychiatry, 63,* 415–424.

Khan, A., Leventhal, R.M., Khan, S. & Brown, W.A. (2002). Suicide risk in patients with anxiety disorders: A meta-analysis of the FDA database. *Journal of Affective Disorders, 68,* 183–90.

Klein, D.F. & Gorman, J.M. (1989). A model of panic and agoraphobic development. *Acta Psychiatrica Scandinavica, 76,* 87–95.

LeDoux, J.E. (2000). Emotion circuits in the brain. *Annual Review of Neuroscience, 23,* 155–184.

Leichsenring, F., Rabung, S. & Leibing, E. (2004). The efficacy of short-term psychodynamic psychotherapy in specific psychiatric disorders: A meta-analysis. *Archives of General Psychiatry, 61,* 1208–1216.

Leonard, H.L. & Rapoport, J.L. (1989). Anxiety disorders in childhood and adolescence. In A. Tasman, R.E. Hales & A.J. Frances (Eds.), *American Psychiatric Press Review of Psychiatry. Volume 8* (pp. 162–179). Washington, DC: American Psychiatric Press.

Lichtenberg, J. (1991). Fear, phobia, and panic. *Psychoanalytic Inquiry, 11,* 395–415.

Löwe, B., Zipfel, S. & Herzog, W. (2002). *Gesundheitsfragebogen für Patienten (PHQ-D).* Verfügbar unter http://www.klinikum.uni-heidelberg.de/Gesundheitsfragebogen-fuer-Patienten-PHQ-D.2538.0.html [17.08.2011]

Markowitz, J.S., Weissman, M.M., Ouellette, R., Lish, J.D. & Klerman, G.L. (1989). Quality of life in panic disorder. *Archives of General Psychiatry, 46,* 984–992.

McGrath, P.J., Robinson, D. & Stewart, J.W. (1985). Atypical panic attacks in major depression (letter). *American Journal of Psychiatry, 142,* 1224–1224.

Meaney, M.J. & Szyf, M. (2005). Maternal care as a model for experience-dependent chromatin plasticity? *Trends in Neurosciences, 28,* 456–463.

Mergl, R., Seidscheck, I., Allgaier, A.K., Möller, H.J., Hegerl, U. & Henkel, V. (2007). Depressive, anxiety, and somatoform disorders in primary care: Prevalence and recognition. *Depression and Anxiety, 24,* 185–195.

Meyer, T., Buss, U. & Herrmann-Lingen, C. (2010). Role of cardiac disease severity in the predictive value of anxiety for all-cause mortality. *Psychosomatic Medicine, 72,* 9–15.

Milrod, B., Busch, F., Cooper, A., & Shapiro, T. (1997). *Manual of panic-focused psychodynamic psychotherapy.* Washington, DC: American Psychiatric Press.

Milrod, B., Busch, F., Leon, A. C., Aronson, A., Roiphe, J., Rudden, M. et al. (2001). A pilot open trial of brief psychodynamic psychotherapy for panic disorder. *Journal of Psychotherapy Practice and Research, 10,* 239–245.

Milrod, B., Leon, A. C., Busch, F., Rudden, M., Schwalberg, M., Clarkin, J. et al. (2007). A randomized controlled clinical trial of psychoanalytic psychotherapy for panic disorder. *American Journal of Psychiatry, 164,* 265–272.

Milrod, B. & Shear, M. K. (1991). Dynamic treatment of panic disorder: A review. *Journal of Nervous and Mental Disease, 179,* 741–743.

Mowrer, O. H. (1960). *Learning theory and behavior.* New York, NY: Wiley.

Mykletun, A., Bjerkeset, O., Dewey, M., Prince, M., Overland, S. & Stewart, R. (2007). Anxiety, depression, and cause-specific mortality: The HUNT study. *Psychosomatic Medicine, 69,* 323–331.

Nadiga, D. N., Hensley, P. L. & Uhlenhuth, E. H. (2003). Review of the long-term effectiveness of cognitive behavioral therapy compared to medications in panic disorder. *Depression and Anxiety, 17,* 58–64.

Ost, L. G. (1988). Applied relaxation in the treatment of panic disorder. *Behavior Research and Therapy, 26,* 13–22.

Pollock, C. & Andrews, G. (1989). Defense styles associated with specific anxiety disorders. *American Journal of Psychiatry, 146,* 1500–1502.

Richter, H.-E. & Beckmann, D. (1973). *Herzneurose* (2. Aufl.). Stuttgart: Thieme.

Roest, A. M., Martens, E. J., de Jonge, P. & Denollet, J. (2010). Anxiety and risk of incident coronary heart disease: A meta-analysis. *Journal of the American College of Cardiology, 56,* 38–46.

Roose, S. P. (1990). The use of medication in combination with psychoanalytic psychotherapy or psychoanalysis. In R. Michels (Ed.), *Psychiatry* (pp. 1–8). Philadelphia, PA: Lippincott.

Rosenbaum, J. F., Biederman, J., Gersten, M., Hirshfeld, D. E., Meminger, S. R., Herman, J. B. et al. (1988). Behavioral inhibition in children of parents with panic disorder and agoraphobia. *Archives of General Psychiatry, 45,* 463–470.

Rudden, M., Busch, F. N., Milrod, B., Singer, M., Aronson, A., Roiphe, J. et al. (2003). Panic disorder and depression: A psychodynamic exploration of comorbidity. *International Journal of Psychoanalysis, 84,* 997–1015.

Sánchez-Meca, J., Rosa-Alcázar, A. I., Marín-Martínez, F. & Gómez-Conesa, A. (2010). Psychological treatment of panic disorder with or without agoraphobia: A meta-analysis. *Clinical Psychology Review, 30,* 37–50.

Sandler, J. & Joffe, W. G. (1980). Depression im Kindesalter. *Psyche, 5,* 413–429.

Sareen, J., Cox, B. J., Afifi, T. O., de Graaf, R., Asmundson, G. J., ten Have, M. et al. (2005). Anxiety disorders and risk for suicidal ideation and suicide attempts: A population-based longitudinal study of adults. *Archives of General Psychiatry, 62,* 1249–1257.

Sareen, J., Jacobi, F., Cox, B. J., Belik, S. L., Clara, I. & Stein, M. B. (2006). Disability and poor quality of life associated with comorbid anxiety disorders and physical conditions. *Archives of Internal Medicine, 166,* 2109–2116.

Saß, H., Wittchen, H.-U., Zaudig, M. & Houben, I. (2003). *Diagnostisches und Statistisches Manual Psychischer Störungen – Textrevision (DSM-IV-TR).* Göttingen: Hogrefe.

Schneider, S. & Margraf, J. (1998). *Agoraphobie und Panikstörung.* Göttingen: Hogrefe.

Schoenhals-Hart, H. (2006) Angstneurose heute. *Psyche, 60,* 193–214.

Seligman, M. E. (1971). Phobias and preparedness. *Behavior Therapy, 2,* 307–320.

Shear, M. K., Brown, T. A., Barlow, D. H., Money, R., Sholomskas, D. E., Woods, S. W. et al. (1997). Multicenter collaborative panic disorder severity scale. *American Journal of Psychiatry, 154,* 1571–1575.

Shear, M. K., Cooper, A. M., Klerman, G. L., Busch, F. N. & Shapiro, T. (1993). A psychodynamic model of panic disorder. *American Journal of Psychiatry, 150,* 859–866.

Shear, M. K., Houck, P., Greeno, C. & Masters, S. (2001). Emotion-focused psychotherapy for patients with panic disorder. *American Journal of Psychiatry, 158,* 1993–1998.

Smoller, J. W., Pollack, M. H., Wassertheil-Smoller, S., Jackson, R. D., Oberman, A., Wong, N. D. et al. (2007). Panic attacks and risk of incident cardiovascular events among postmenopausal women in the Women's Health Initiative Observational Study. *Archives of General Psychiatry, 64,* 1153–1160.

Subic-Wrana, C., Beutel, M. E., Garfield, D. A. S. & Lane, R. D. (2011). Levels of emotional awareness: A model for conceptualizing and measuring emotion-centered structural change. *International Journal of Psychoanalysis, 92,* 298–310.

Subic-Wrana, C., Knebel, A. & Beutel, M. (2010). *The Mainz PFPP study: An RCT comparing a psychodynamic and a cognitive behavioral short term psychotherapy for panic disorder.* Paper presented at the 41st International Meeting, Society for Psychotherapy Research, Asimolar, California.

Subic-Wrana, C., Maucher, V. & Beutel, M. E. (2006). Psychotherapie der Panikstörung. Therapeutische Zugänge, Behandlungsprinzipien und Wirksamkeit aktueller Behandlungsmethoden. *Psychotherapeut, 51,* 334–345.

Swinson, R. P., Cox, B. J. & Woszczyna, C. B. (1992). Use of medical services and treatment for panic disorder with agoraphobia and for social phobia. *Canadian Medical Association Journal, 147,* 878–883.

Viederman, M. & Perry, S. W. (1980). Use of a psychodynamic life narrative in the treatment of depression in the physically ill. *General Hospital Psychiatry, 2,* 177–185.

Weissman, M. M., Leckman, J. F., Merikengas, K. R., Gammon, G. D. & Prusoff, B. A. (1984). Depression and anxiety disorders in parents and children. *Archives of General Psychiatry, 41,* 845–852.

Wiltink, J., Beutel, M. E., Till, Y., Ojeda, F. M., Wild, P. S., Münzel, T. et al. (2011). Prevalence of distress, comorbid conditions and well-being in the general population. *Journal of Affective Disorders, 130,* 429–437.

Wittchen, H.-U. & Jacobi, F. (2001). Die Versorgungssituation psychischer Störungen in Deutschland. Eine klinisch-epidemiologische Abschätzung anhand des Bundes-Gesundheitssurveys 1998. *Bundesgesundheitsblatt – Gesundheitsforschung – Gesundheitsschutz, 44,* 993–1000.

Wittchen, H.-U. & Jacobi, F. (2004). *Angststörungen* (Gesundheitsberichterstattung des Bundes, Heft 21). Berlin: Robert Koch-Institut.

Wittchen, H.-U. & Jacobi, F. (2005). Size and burden of mental disorders in Europe – a critical review and appraisal of 27 studies. *European Neuropsychopharmacology, 15,* 357–376.

Wittchen, H.-U., Zaudig, M. & Fydrich, T. (1997). *SKID. Strukturiertes Klinisches Interview für DSM-IV. Achse I und II.* Göttingen: Hogrefe.

Zwanzger, P. & Deckert, J. (2007). Angsterkrankungen. Ursachen, Klinik, Therapie. *Nervenarzt, 78,* 349–359.

Anhang

Arbeitsblatt für die einzelfallspezifische Formulierung des psychodynamischen Modells der Entstehung der Panikstörung[1]		
neuro-physiologische Vulnerabilität	angeborene neurophysiologische Irritabilität ↓	← angstauslösendes Verhalten der Eltern **hier:** ______ ______ ______
psychologische Vulnerabilität	Abhängigkeits-/Selbstbestimmungskonflikt, gestörte Objektbeziehungen, suboptimale Abwehr ↓ erhöhte Frequenz und Intensität negativer Konflikte ↓ Verstärkung der neurophysiologischen Sensivität ↓	← bedeutsamer biologischer oder psychologischer Stress **hier:** ______ ______ ______
neuro-psychologische Aktivierung	Erosion des Sicherheitsgefühls führt zu neurophysiologischen Veränderungen, die mit dem Gefühl des Kontrollverlusts verbunden sind ↓ **initiale Panikepisode**	← intrusiver negativer Affekt **hier:** ______ ______ ______

1 in Anlehnung an Shear et al. (1993)